桂派名老中医·学术卷

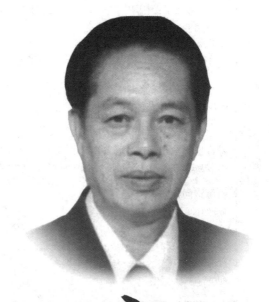

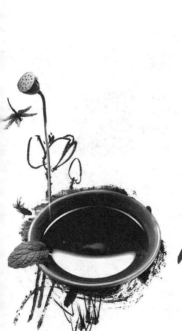

徐富业

徐富业 庞学丰 ◎ 主编

U0308642

中国中医药出版社

·北 京·

图书在版编目（CIP）数据

桂派名老中医 . 学术卷 . 徐富业 / 徐富业，庞学丰

主编 . —北京：中国中医药出版社，2021.12

ISBN 978-7-5132-5195-2

Ⅰ . ①桂… Ⅱ . ①徐… ②庞… Ⅲ . ①中医临床—经
验—中国—现代 Ⅳ . ① R2

中国版本图书馆 CIP 数据核字（2018）第 215592 号

融合出版数字化资源服务说明

本书为融合出版物，其增值数字化资源在"医开讲"平台发布。

资源访问说明

扫描右方二维码下载"医开讲 APP"或到"医开讲网站"
（网址：www.e-lesson.cn）注册登录，输入封底"序列号"
进行账号绑定后即可访问相关数字化资源（注意：序列号只
可绑定一个账号，为避免不必要的损失，请您刮开序列号立
即进行账号绑定激活）。

中国中医药出版社出版

北京经济技术开发区科创十三街 31 号院二区 8 号楼
邮政编码　100176
传真　010-64405721
保定市西城胶印有限公司印刷
各地新华书店经销

开本 880×1230　1/32　印张 9.25　字数 182 千字
2021 年 12 月第 1 版　2021 年 12 月第 1 次印刷
书号　ISBN 978 – 7 – 5132 – 5195 – 2

定价　48.00 元
网址　www.cptcm.com

服 务 热 线　010-64405510　微信服务号　zgzyycbs
购 书 热 线　010-89535836　微商城网址　https://kdt.im/LIdUGr
维 权 打 假　010-64405753　天猫旗舰店网址 https://zgzyycbs.tmall.com

如有印装质量问题请与本社出版部联系（010-64405510）
版权专有　侵权必究

《桂派名老中医·学术卷》丛书编委会

桂派名老中医·学术卷

《徐富业》编委会

主　审　唐友明　周元明　陈日兰

主　编　徐富业　庞学丰

副主编　黄　彬　徐光焰

编　委（按姓氏笔画排序）

　　　　邓　静　龙朝阳　刘　欢　罗淑娟

　　　　黄国东　梁　钢

李 序

　　广西是我国中医人才辈出、中药资源丰富的省份之一。系统挖掘整理广西地区国家级名老中医经验，是中医药薪火相传、创新发展的源泉，培养后继人才的重要途径，也是中医药教育有广泛现实意义的一项重要工作。

　　《桂派名老中医·学术卷》是我区自新中国成立以来较为系统的一套汇集所有国家级名老中医学术经验的专辑。这些老一代中医工作者弘扬国医，自信自强，大医精诚，堪为榜样。书中汇集了以"国医大师"班秀文为代表的一批医术精湛、德高望重的名医名家的学术思想与经验，从学术思想、临床经验、医德医风与治学等方面介绍了他们所取得的学术成就，从不同角度反映了他们成长的历程，展现了其对所擅长疾病的真知灼见与临证心得体会。精辟的见解，给人以启迪，足资效法，堪为轨范。本套丛书的出版，有助于激励中医药后继者深入研究和精通中医药学，有助于当代名中医的成长，有利于继承和发扬中医药的特色优势，弘扬广西地方名医学术思想，进一步提高广西中医药地位。我们应当继续深入做好对广西中医药、广西民族医药的发掘和整理提高工作，保存和发扬中医药特色与优势，推动传承与创新，弘扬中医药文化，加强中医药人才队伍的建设，加强中医药科学研究，加快名老中医的经验、学术、技能、文献等抢救工作的步伐，推进中医药理论和实践创新，为促进中医药、民族医药事业作出新的更大的贡献。

广西壮族自治区副主席　李康

2010 年 12 月

王　序

　　中医药是中华民族的瑰宝，在我国各族人民长期的生产生活实践和与疾病做斗争中逐步形成并不断丰富发展，为中华民族的繁衍昌盛作出了重要贡献，作为中国特色医药卫生体系的重要组成部分，至今仍在维护人民健康中发挥着独特作用。中医药天地一体、天人合一、天地人和、和而不同的思想基础，整体观、系统论、辨证论治的指导原则，以人为本、大医精诚的核心价值，不仅贯穿于中医药对生命、健康和疾病的认知理论与防病治病、养生康复的临床实践，而且深刻地体现了中华民族的认知方式、价值取向和审美情趣，具有超前性和先进性。随着健康观念变化和医学模式转变，中医药越来越显示出其宝贵价值、独特优势和旺盛的生命力。

　　广西地处岭南，中医药、民族医药资源丰富。历史上，无数医家博极医源，精勤不倦，为中医药和民族医药发展作出了积极贡献。广西广大中医药和民族医药工作者认真继承，加快创新，涌现出一批治学严谨、医德高尚、医术精湛的全国名老中医。为了展示他们的风采，激励后学，广西壮族自治区卫生厅组织编写了《桂派名老中医》丛书，对"国医大师"班秀文等28位全国名老中医做了全面介绍。传记卷记录了名医的成长历程、诊疗实践和医德医风，学术卷展示了他们的学术思想和临证经验。这套丛书的出版，不仅有利于读者学习"桂派名老中医"独到的医技医术和良好的医德医风，也将为促进广西中医药和民族医药的传承创新起到重要作用。

随着党和国家更加重视中医药，广大人民群众更加信赖中医药，国际社会更加关注中医药，中医药事业迎来了良好的发展战略机遇期。衷心希望广大中医药和民族医药工作者抓住机遇，以名老中医为榜样，坚持读经典，跟名师，多临床，有悟性，弘扬大医精诚的医德医风，不断成长进步，为我国中医药事业发展作出新的更大的贡献。

中华人民共和国卫生部副部长
国家中医药管理局局长 王国强
2011 年 1 月

前　言

　　中医药、民族医药是我国各族人民在几千年生产生活实践和与疾病做斗争中逐步形成并不断丰富发展的医学科学，为中华民族的繁衍昌盛作出了重要贡献，对世界文明进步产生了积极影响。新中国成立特别是改革开放以来，党中央、国务院高度重视中医药工作，中医药事业取得了显著成就。

　　广西地处祖国南疆，是全国唯一同时沿海、沿边、沿江的省区，是西南地区最便捷的出海大通道。广西中草药资源丰富，中草药品种居全国第二位。广西是壮、汉、瑶、苗、侗、仫佬、毛南、回、京、彝、水、仡佬12个民族的世居地，其中壮族是我国人口最多的少数民族。在壮、汉等各民族文化的滋养下，广西独特的区位优势和丰富的药材资源，孕育了"桂派中医"这一独特的中医流派，在全国中医行业独树一帜，在东南亚地区也具有广泛影响。

　　近年来，在自治区党委、政府的正确领导下，广西中医药、广西民族医药事业蓬勃发展，百家争鸣，百花齐放，名医辈出，涌现了以"国医大师"班秀文为代表的一大批"桂派中医"名家，他们数十年如一日地奋斗在临床、科研、教学一线，以高尚的医德、精湛的医术赢得了广大人民群众的赞誉。"桂派名老中医"是"桂派中医"的代表人物，在长期的医疗实践中，他们逐渐摸索总结出具有广西特色的一整套方法和经验，为广西中医药、民族医药发展作出了独特的贡献。

为弘扬"桂派名老中医"全心全意为人民群众服务的奉献精神，大力营造名医辈出的良好氛围，调动广大中医药、民族医药工作者的积极性，在广西壮族自治区人民政府和国家中医药管理局的大力支持下，广西实施了"国医大师"班秀文等老中医药、民族医药专家宣传工程，《桂派名老中医》丛书就是该工程的成果之一。丛书分为学术卷和传记卷。学术卷在发掘、整理"桂派名老中医"学术思想和临床经验的基础上，筛选出第一批名老专家，将他们数十年的临床体会和经典医案进行系统梳理提炼，旨在全面总结他们的医学成就，为繁荣中医药学术、促进中医药事业发展作出贡献；传记卷由专业作家撰写，主要记录"桂派名老中医"的人生经历和成才轨迹，弘扬他们大医精诚的精神，希望能借此探索中医名家的成长成才规律，为在新形势下构建中医药人才的培养体系提供借鉴。

由于时间紧迫，书中错漏在所难免，恳请读者批评指正。

广西壮族自治区卫生厅
广西壮族自治区中医药管理局
2010 年 12 月

自　序

　　余耕耘中医临床五十余载，勤于实践、勇于创新、善于总结，积累不少宝贵的实效经验，擅长诊治内科病、疑难病，旁及儿科和妇科疾病，尤对脾胃病、肝病、外感病有较深的研究，创"动静结合"新理论。退休后，响应国家号召，带徒传授经验，学生们都很努力，在各自的领域均有建树。为了把自己的经验流传于世，为中医传承工作作出更大的贡献，在领导和诸多患者的期望和鼓励下，在学生们的支持和帮助下，鼓起勇气，决定著书，供后人一览。本书以真实性、实用性为基础，以强调辨证论治为特点，针对病证、病因、病机以及个体差异的不同特征，运用创新性"动静结合"的理论，将余平生所积之理论及有效方药汇集成书。体裁共识，突出中医学为主、西医学知识兼之的特色。文中不免有些重叠之词，但同中有异，让读者看得懂、用得上、回味好。凡读有益，深扣现代中医，秉承前贤务实之精神，使中医共享于民、造福于民。

　　全书共有五部分，分为"医家小传""专病论治""用药经验""诊余漫话""年谱"。其中"专病论治"反映临床实践经验，采用经验总结与临床验案结合的形式，使理论阐述不空洞、临床实践有依据；"用药经验"体现临床用药经验之精华，其中"秘验方"秘而不秘，临床运用，屡获良效；"诊余漫话"体现了临床工作之余，对新的治疗理论及方法、经典学习和养生保健的认识；"医家小传"及"年谱"简要介绍本人成长、学习和工作的经历。本书旨在抛砖引玉，让同道不谋自我，齐心共献，昌盛中华，祈愿后继者青出于蓝而胜于蓝。

本书的出版，得到了中国中医药出版社的大力支持和广西壮族自治区卫生和计划生育委员会、广西中医药大学附属瑞康医院领导的高度重视，以及学生、弟子的帮助。在此致以深切谢意！

本书尽管经过本人和弟子的共同努力，但难免有欠妥之处，盼读者提出宝贵意见，以便今后修订，逐步提高和完善。

徐富业

2018年4月

学医感言

学医似乎很容易，医术精湛确实难。
习医不外四大典，医学流派四大家。
临床法效张仲景，药理参照本草经。
诊病理论为基础，辨证论治为核心。
守方治疗有必要，临床化裁不可少。
轻症首先用轻药，重病看准用重剂。
有毒药物不妄用，奇难杂症用妙方。
动静并治创新法，慢性顽症最适宜。
医病当中治未病，有备无患观点明。
名医辈出靠医术，德高艺精名传扬。
大凡治病精心治，一视同仁勿偏倚。
人生学医除病疴，治愈病人乐心窝。

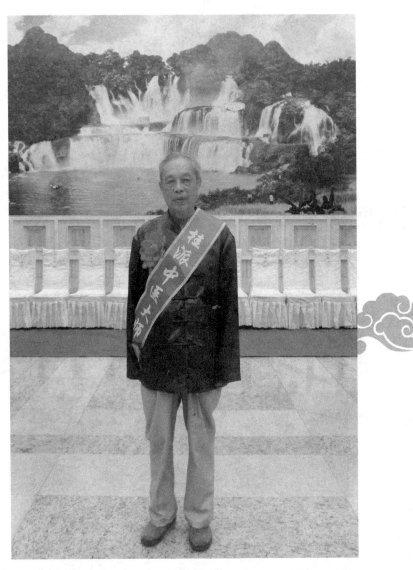

桂派中医大师——徐富业教授

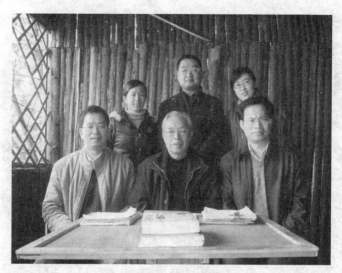

徐富业教授与本书部分编委在一起

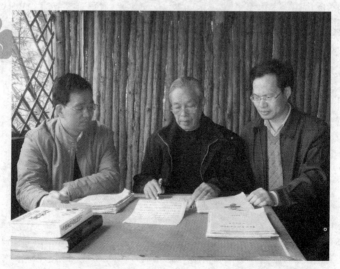

徐富业教授指导学术继承人黄彬、庞学丰进行文稿整理

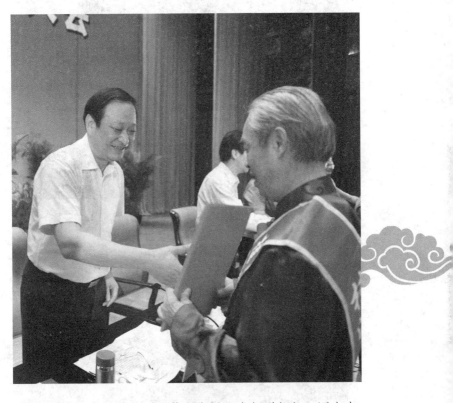

2012 年广西中医药壮瑶医药大会原卫生部副部长、国家中医药管理局局长王国强为徐富业教授颁奖

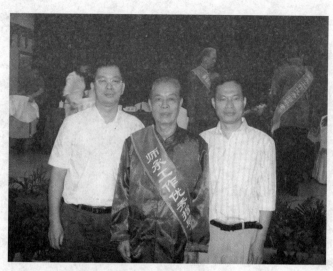

徐富业教授与学术经验继承人黄彬、庞学丰合影

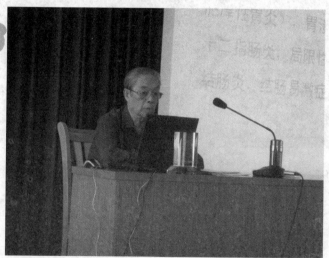

徐富业教授在做学术报告

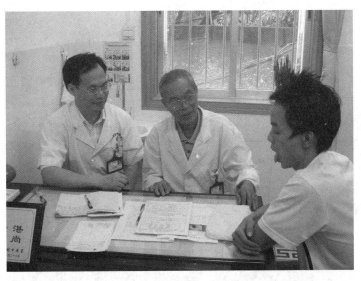

徐富业教授诊治患者

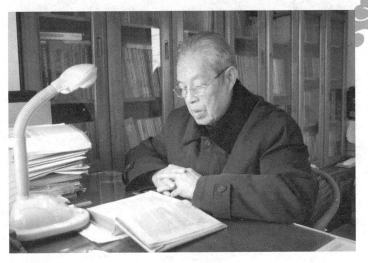

徐富业教授在研读

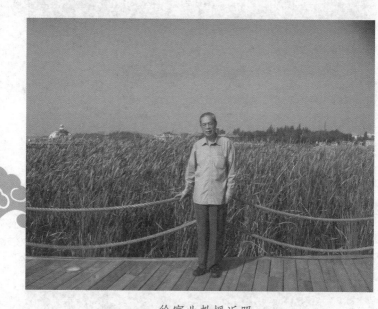

徐富业教授近照

目 录

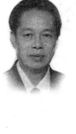

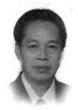

医家小传

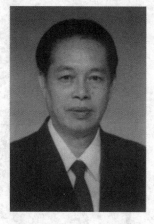

　　徐富业，男，1940年生，汉族，广西玉林市人。1965年毕业于广西中医学院（现广西中医药大学）医疗系，1979年又回广西中医学院提高班学习，并先后到北京中医学院（现北京中医药大学）、南京中医学院（现南京中医药大学）、重庆中医研究所进修学习，曾到美国、泰国、越南等国家进行友好访问及学术交流。退休前曾任广西中医学院附属瑞康医院院长。为中医内科主任医师，教授，硕士研究生导师，桂派中医大师，人事部（现人力资源和社会保障部）、卫生部（现国家卫生健康委员会）、国家中医药管理局审核批准的第三批全国老中医药专家学术经验继承工作指导老师，中华中医药学会内科分会委员，中华中医药学会肝胆病学术委员会技术顾问，中华中医药学会内科分会肺系病专业委员会常务委员，原中国中西医结合学会管理专业委员会委员，原广西中医药学会副会长、现任学术顾问，原广西中医药学会内科分会副主任委员，广西中医学院内科学学科带头人，广西中医学院临床医学系主任，《广西中医药》编委会副主任委员，广西中华养生研究会高级医学顾问。曾连续8年应聘为广西卫生技术中医系列高级专业技术职务评审委员会委员。

　　徐老因年轻时曾染奇疾，痛苦万分，生命危在旦夕，经中医治愈后，遂产生强烈的学医治病救人之念头，对中

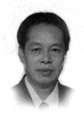

医非常热爱。进入中医学院学习后，深受中医大家熏陶，认真学习、刻苦钻研基础理论，终于学有所成。从医、传道、授业五十余载，成绩斐然，擅长胃肠病、肝胆病、疑难杂病的治疗，对他科病证诊治亦颇有心得。长期临证治病，其治疗用药源于经典又善于发挥，根据自创的"动静并治"理论，把不同作用的"动药"和"静药"合理搭配进行组方遣药，屡获良效，自成一派。现就其成才之路进行探讨总结。

初入医门，学有所得

1961年秋天，徐老经过自己努力，考上广西中医学院医疗系，进行中医专业学习，正式走上了中医之路。由于天资聪颖、尊敬老师、勤学好问，其学习成绩非常优秀。后来又遇上中医大家——班秀文、林沛湘、庞仲越、秦极仁等，并深得赏识。班秀文教授是20世纪我国著名的中医学家，其中医理论扎实，临证涉及中医内、外、妇、儿各科，尤擅长妇科。班秀文教授知识渊博，教学及临床经验都非常丰富，善于教书育人。徐老在他的启发指导下，学习更加刻苦，进步更快了。徐老除认真听课、勤记笔记、积极思考、反复琢磨外，还常利用课余时间向班秀文教授请教学术问题，做到举一反三。班秀文教授熟读经典，常能随口而出，经常引用《内经》《伤寒论》《金匮要略》等经典原文来分析病证和问题，娓娓道来，让人受益匪浅。这也使得徐老深深感受到中医学的博大精深，更

徐富业

加坚定了学习中医的信念。徐老若有空余时间就跟随班秀文教授出诊抄方，将有效的方子抄录下来，时时揣摩，渐有所得。徐老认为学习就要勤学好问，除向书本和师长学习之外，还要随时随地向周围的人问难请教。徐老在学习当中，尤其是在学习经典著作时，经常遇到比较难懂的问题，除了自己独立思考外，还经常和同学探讨其究竟；若还有不明白的地方就去请教老师，直到完全弄明白为止，绝不马虎了事。经过系统的学习，徐老逐渐积累了不少临床经验和诊疗技巧方面的知识。临床实习期间，徐老跟随何伯常、贺林泉等老一辈广西名医学习，虚心拜师请教，勤奋益甚。亦从此时起，徐老开始为亲戚朋友开方治病，所诊辄效，增强了学习的信心和处方的勇气。实习后期，带教老师认为徐老已具有独立处方能力，曾让其独立应诊。一次正值年三十晚，恰遇一妇女带一名周岁小孩，因急诊治疗三次病未好转而来诊，诉发热病呕，徐老诊为里热兼表证。此时他记起老师有句名言"发热病呕，芩连葛草"，当机立断，应用葛根芩连汤加金银花、蝉蜕，执一付，嘱患者初一复诊。但此后几天都未见患者复诊，致使徐老担心出了差错，数晚失眠。一直等到初五，患儿母亲才来告知病已愈。通过此次诊疗，提高了徐老立志当一名人民医生的信心。

学习经典，博取众长

自踏进中医学院大门的那天起，尤其是受到班秀文等

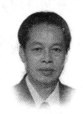

名医的影响后，徐老认识到中医学经典著作是中医学的基础，是中医学学术发展的渊源。只有学好经典著作才能掌握好中医学理论，才能将中医学发扬光大，才能准确地把握中医学临床思维、准确地进行辨证论治。因此，徐老非常重视对经典著作的学习，广泛阅读《内经》《伤寒论》《金匮要略》《脾胃论》《药性赋》《汤头歌诀》《医学心悟》《医林改错》《温病条辨》《备急千金要方》《医学衷中参西录》等名著，尤其推崇《内经》《伤寒论》《金匮要略》《脾胃论》。徐老常常独立思考，认真查阅前人的注解，参考历代名家注释，对不同学术见解进行比较，不人云亦云，以求博采众长、领会其精神实质。力求把握原文的真实内容，做到熟读、精读，在熟读的基础上进行理解和记忆，并做到反复研读、时时温习。每读完一本书、一篇文章或一个病案，徐老都记下自己的收获、体会、见解，并且联系临床实际，提出个人的见解，并给予归纳总结。徐老认为这些书是每个医生临床诊病的理论基础来源，只要理论记住了，以后在临床中遇到相类似的疾病时，就能触类旁通、信手拈来。俗话说"读书百遍，其义自见"，徐老认为一本书只看一遍，其意义是不可能完全理解的，很多内容会被忽略，尤其是全书的精华部分。因此，对于经典著作和有名医家的代表著作，就应该认真读、重点读、精读。上至古代、下至当今的医学著作，徐老都做了大量阅读，收获甚多。徐老在学生阶段通读的大量古籍，为以后的临床、教学及科研工作奠定了很好的理论基础。

徐老认为，中医理论深奥，没有锲而不舍的毅力、钻研精神和严谨态度是不容易掌握其精髓的。他每读一部中医文献，无论巨细，都一丝不苟。从篇首读起，逐字逐句，逐章逐节，认真阅读；即使已阅读多遍，也不轻易改变这种学习方法。学医伊始至今，他阅读的医书多达几十部，都是这样读完的，每读一遍都有新的启发和收获。徐老总结的习医感言是："国医历史悠久，源远流长，上溯天真，下沿至今，历时五千载。秦汉以来，名医辈出。阴阳为纲，天人合一，理论依据，辨证逻辑，自成一体。国医用药，来于自然，回归人体，实践验证，疗效可靠，不良反应少，受到全国各族人民的爱戴。国医在历代防治疾病中发出光和热，为当今社会发展也做出了不可磨灭的贡献。"

　　徐老对经典著作里的重点内容进行了深入研究并加以发挥，且灵活地运用到临床实践之中。如《素问·评热病论》"邪之所凑，其气必虚"及《素问·上古天真论》"精神内守，病安从来"等理论指导他开展了"治未病"活动并撰写了相关论著。再如，《素问·玉机真脏论》"五脏者皆禀气于胃，胃者五脏之本也"；《素问·五脏别论》"胃者，水谷之海，六腑之大源也。五味入口，藏于胃，以养五脏气"；《素问·平人气象论》"平人之常气禀于胃，胃者平人之常气也，人无胃气曰逆，逆者死"，这些理论指导他创立了"动静并治"理论及脾胃系列方，并运用于治疗脾胃病、肠道病，都收到了非常好的效果。《金匮要略·脏腑经络先后病脉证》"见肝之病，

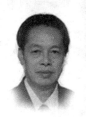

知肝传脾，当先实脾"理论为他创立肝病系列方治疗慢性乙型肝炎、肝硬化提供了理论基础，肝病系列方在临床应用中也收到了相当好的疗效。

拜访名医，积累经验

20世纪60年代，徐老刚分配到河池专区医院参加工作的时候，由于临床经验还不多，除了自己多看病人积累、多看书钻研外，还虚心向有经验的同事、上级医生及前贤学习，不断总结，很快胜任了工作，不久就可以独当一面了。待工作年限稍长，为了让自己能有更大的提高，徐老开始寻访名医、拜师学习。后来遇到了当地有名的中医——叶春，叶老擅长治疗脾胃病、肝病及疑难杂病，求医者甚多。徐老除了正常工作时间外，其余大部分时间都用在了拜师学艺上。徐老为了能学到真本领，对于特殊方药常常反复研究，直至掌握为止，往往为此而放弃休息的时间。由于徐老勤奋好学，本身基础也扎实，不到一年时间就学到了叶老大部分经验，尤其对于叶老治疗脾胃病、肝病的经验掌握得更好，临床应用也获得了很好的疗效。同时徐老还整理了叶老的临床经验并进行了学术交流，当时这在当地还是不多见的，因此大受同行的赞誉和好评。对于有一技之长的民间医生、老药工，徐老也虚心请教，甚至多次登门拜访，直到别人心甘情愿地把经验传给他为止。由于徐老的谦虚和诚恳打动了很多人，所以他得到的

徐富业

经验也越来越多。

徐老看到当地不少群众被毒蛇咬伤、痛苦万分。囿于当时的医疗条件，有的人甚至因耽误了治疗而丧失生命，他的心里非常难过，于是产生了寻找、挖掘中草药治疗毒蛇咬伤经验的念头。从此，除了做好日常诊疗工作以外，他不辞劳苦，翻山越岭，拜问樵夫村妇，足迹遍及田间村寨，终有所成。徐老总结的"毒蛇咬伤的中草药防治经验"在临床应用中收获不少疗效。徐老曾用其中的验方结合西药，成功救治了一例因毒蛇咬伤而致呼吸停止六分钟的患者。他将此撰写成论文并进行学术交流，引起了很大的反响。

经过多年的刻苦学习和不断积累，徐老的医术日趋成熟，治好的病人越来越多，在当地渐渐有了名气，成了一方名医。随着中医事业的发展，广西中医学院急需中医中坚队伍和骨干力量，将徐老调来任教，并任附属医院院长。在徐老调走时，很多人都舍不得他走，知道消息的群众都赶来送行，这让他感慨万分。

坚持临床，勇于探索

徐老十分重视临床，在担负教学、领导工作期间也不脱离临床。他认为，作为一名医生，首要的职责就是为病人解除病痛。他从作为住院医师开始，到后来担任科室副主任、主任、省级医院院长等职期间，一直坚持按时出门

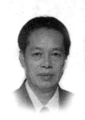

诊、按时查房，从不轻易改变。徐老认为只有多临证才能积累经验；接触的病人多了，自然能摸索总结出规律，找到每种疾病的特点。然后根据病人的反应，就能很快判断出病人属于什么病、属于这种病的哪种情况，从而提高看病效率和临床效果。正是由于长期大量的临床实践，使徐老的经验不断丰富。

徐老认为，中医学理论体系和西医学不同，是直接由临床实践升华而成又反过来指导临床实践，只有通过临床才能深刻领悟其内涵、才能不断提高辨证论治水平。他曾说，临床中常碰到一些新的病症、复杂的病症，能促使人思考、寻找办法。这个过程，就是提高自己水平、积累知识的过程。另外，徐老认为医生不只是看病，还应在实践中去探索、去创新，寻找新的治疗方法，更好地服务于临床。

徐老除了看病、教学外，还坚持开展科研工作。他认为通过科研可以拓宽视野、增加治疗疾病的手段和方法，可以促进临床工作的开展。他先后参与了"八五"全国攻关肝炎系列药协作临床研究工作，并任协作组组长；开展了"乙肝扶正胶囊""乙肝解毒胶囊""慢肝养阴胶囊"等药的研究工作。其成果于20世纪80年代就已通过鉴定，并正式生产投放临床，收到了很好的效果。此后徐老还参与了国家自然科学基金资助的"婴啼""中医脉象频谱分析与应用研究"等多项课题的研究。

自然界的一切事物，都有自己的规律，都具有阴阳对立统一两个方面，如天与地、昼与夜、寒与热等。徐老经过多年的观察和摸索后，认为阴阳之间的联系密切，阴阳互根、阴阳消长，实质上也是动静变化现象。人体生命活动中，随时体现着"动"与"静"的过程，如：每个人都需要睡眠，睡眠属"静"，工作学习属"动"，动静更替，劳逸结合，身体安康；人若有病，治疗疾病亦应动静合璧、动静并举。中医学认为，任何疾病的发生都在于阴阳偏盛偏衰，徐老把它归纳为"动静并治"理论，并在中医学阴阳的基础上，调整其偏颇，总结为"动静并治法"。徐老在临床当中，根据药物的性味、归经、功效，认为药物同样具有动与静两个方面：譬如"走"与"守"，反映了"动"与"静"的含义。一般来说，具有辛、散、泻、利等作用之药谓之"动药"，具有酸、涩、温、补等作用之药谓之"静药"，这对选药组方具有指导作用。徐老根据这个理论，自创了脾胃病系列方、肝病系列方、止咳系列方，用于治疗慢性脾胃病、慢性乙型肝炎、久咳等多种疾病，都收到了明显的疗效。"动静结合"理论作为一种学术创新思维，观点明确，临床应用有着极大的价值。

以教促学，不断完善

20世纪六七十年代，徐老承担了河池市"西学中"班、经典著作提高班及河池卫校的中医教学任务，主要讲授《内经》《伤寒论》《金匮要略》等经典著作以及《中

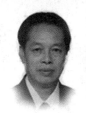

医基础理论》《中医内科学》，并亲自编写适用教材。当时电力照明不足，很多章节都是夜间在柴油灯下完成的。但徐老没有怨言，每年都出色地完成教学任务。通过编写教材讲义和授课，徐老又发现了自己的不足，于是更加努力学习相关知识。他备课十分认真，引经据典，不仅查阅大量文献，还准备典型病案。通过这些工作，徐老的理论水平有了质的飞跃。徐老认为正是那段时间的刻苦钻研，为他以后的学术发展奠定了扎实的基础。20世纪80年代后期，徐老从河池调回广西中医学院附属瑞康医院工作，先后担任过科室副主任、主任、医院院长、第二临床医疗系主任等职务。但不论职务怎样变化，徐老都没有停止教学及临床带教工作。因为他觉得教能促学，参与教学能学到更多的知识，能拓展知识面，自己能从不同的方面得到提高。正是这种孜孜不倦、勇于探索的好学精神成就了今天临床经验丰富、学识过人的老中医专家。

著书立说，提携后学

徐老认为作为一名医生，不能只是看病而已。单看病只能为少数病人服务，而要为更多的人服务，就必须总结经验，传予后人，让更多的年轻医生学到知识、掌握本领。他从开始行医就注意积累病历资料，总结临床经验，并撰写学术论文，编写教材，出版著作。先后合编出版了《肝炎论治学》《南方医话》《中医学教材》《新编医古文注译》等书籍，撰写并发表了50多篇文章，受到了读者的好评。曾先后参加国内和国际学术交流大会30余次，与国内外同行交流诊疗经验，互相学习，共同提高。

徐老如今年已古稀，但他仍愿发挥余热，为中医药事业呕心沥血。他认为正是中医的晦涩难懂及深奥，使很多人望而却步，中医传承发扬也就难上加难。他常教导学生要热爱自己的专业。他给予年轻医生更多的是鼓励，而不是批评，以培养他们热爱中医的信念。徐老善于提携后学，尤其重视对中医人才的培养，并把积累了几十年的丰富经验毫无保留地传授给年轻医师，特别是他的两名学术经验继承人，现在他们也成了教授、一代名医。徐老不仅仅教授医术，更多的是教会学生如何做人。他把自己的成长经历总结为："重视经典，理解记忆；广学诸家，继承发挥；临床探微，勤于动手；善于思考，总结集成；重视基础，术有专攻。"

徐老医术高超，工作兢兢业业，凡有求治，必往赴救，几十年如一日，务求病愈为乐。徐老的医德高尚、技术精益求精，赢得了同行和社会广泛的赞誉，名气越来越大。为此中央电视台第四频道（CCTV-4）"中华医药——中华名医"栏目对其进行专题报道，广西多家报纸也进行了专题采访报道。徐老的病人来自美国、丹麦、新加坡、老挝、马来西亚、越南等多个国家以及全国20多个省市，名扬国内外。患者求医咨询不断，来信求医者甚多，徐老每次均细心问询、认真回复，两三百封来信均予一一答复。徐老的远程医疗亦收到效果。徐老曾被中国中西医结合学会第三届管理专业委员会表彰为"为中西医结合事业做出突出贡献者"，荣获中华中医药学会"中医药传承特别贡献奖"。徐老行医、教学数十载，培养了无数中医高级人才，现已桃李满八桂。

专病论治

肺系病

感　冒

感冒是最常见的疾病，一年四季均可见。其因外感时邪而发病，多见风与热、寒、湿、温相配。临床上诊见风寒表证、风热表证、外感夹湿证和风热夹暑证。风为阳邪，其性开泄。邪风外袭，腠理疏松，卫外不固，邪袭为病。《内经》云："邪之所凑，其气必虚。"《证治汇补·伤风》亦说："有平昔元气虚弱，表疏腠松，略有不谨，即显风症者，此表里两因之虚症也。"故体虚为病发之本，邪为病始之因。风寒者，易自皮毛而入；风热者，多从口鼻而侵；风湿者，常犯肌表经络。肺主气司呼吸，开窍于鼻，外合皮毛，职司卫外。故邪风外袭，肺卫首当其冲。朱丹溪曰："伤风属肺者多，宜辛温或辛凉之剂散之。"张景岳曰："风邪犹在，非用辛温，必不散也。"两论都道出了邪从外入、必须驱邪于外之理。故善治风者，皆以"祛风"为要。如疏风散寒、辛温解表、疏风清热、辛凉解表等是为常法。临床常见证候归纳分析如下。

1.风寒者　特点：鼻塞，声重，喷嚏，流涕，喉痒，咳嗽，痰多稀薄，甚则恶寒发热、无汗、头痛、浑身酸痛，苔薄白，脉浮或浮紧。常用葱豉汤、荆防败毒散之类。

2.风热者　特点：发热，微恶风寒，或有汗出，头胀

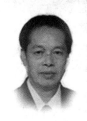

痛，鼻塞涕浓，咳嗽痰黄，喉咙作痛，舌苔薄黄，脉浮数。常以银翘散、桑菊饮两方合用。伤湿者，兼见头重体倦、胸闷、泛恶、小便黄、苔黄腻，沿用银翘散，加藿香、佩兰；夹暑者，兼见发热较高、有汗而不解、口渴、小便短赤等，用新加香薷饮。

徐老在临床上组方与惯用方同中有别。风热轻证者用桑叶、菊花、金银花、连翘、薄荷、荆芥、防风、枇杷叶等。"桑、菊息内风，外风更好用"，古人说枇杷叶秋天才可用，其实不然。凡肺气燥热者，春夏秋冬皆可用。肺为娇脏，风邪犯肺，肺为咳，咳者加苦杏仁、桔梗；有痰者加川贝母、天竺黄；痰涎多者加蛇胆、川贝母末（冲服）；喘甚者加桑白皮、莱菔子、蜜炙麻黄；喷嚏者加葱白数根；发热甚者加生石膏、黄芩；头汗多者禁用薄荷。

3.暑湿者　特点：夏令外感多夹暑邪，暑伤元气，中多夹湿。多见头晕身热、有汗不解，甚则汗出较多、心烦口渴、胸闷乏力、小便短赤，舌苔黄腻，脉濡数。治宜解表清暑，芳香化湿，苦甘以折热。处方：藿香、佩兰、芦根、川厚朴、竹茹、六一散、薄荷等。口干欲饮较重者，加生石膏30～60g；呕甚者加玉枢丹1～2g（研末），生姜汁2～5滴冲服；若汗出不止加黄芪、红参以益气敛汗；汗多阴津受损者，用生脉散加石斛、葛根等甘寒增液之品以复其阴，兼折虚热。

西医学将感冒分为两大类：一是普通感冒，二是流行感冒（即中医学所谓时行感冒）。一般来说，普通感冒症状较轻，容易治愈；流行性感冒症状较重，较难痊愈。中医治疗大抵分风寒、风热两证型，随着时令、气候、自然环境的不同，随感夹湿、夹暑亦有见。病因不外风、寒、湿、热、暑五淫。既属表证，风邪为首，故祛风尤为重要。对于时行感冒，西医认为多由病毒引起，常用"病毒灵"等抗病毒之类药物；而中医则使用大剂量板蓝根、大青叶之品，疗效颇具优势。

【案例】徐某，男，15岁，学生，1983年3月9日初诊。

患者自述不慎受凉后出现发热，体温39℃以上，头痛，咽痛，少咳无痰，全身酸痛，热重寒轻。先后予阿司匹林、安乃静及速效伤风胶囊等药物治疗，一度高热稍退，病情稍缓，后病情复作，半夜来诊。就诊时查体：体温40℃，热病容，两肺呼吸音粗，未闻及干湿啰音，心率100次/分，心律齐，未闻及病理性杂音，腹软，无压痛，肝脾肋下未触及，舌红，苔黄干，脉浮数有力。诊为风热型感冒，执方荆芥、防风、生石膏、桑叶、菊花、金银花、薄荷等。药后半小时，体温开始下降；2小时许，体温退平。次日照常上学，病已康复。

按：此例乃风热型感冒，一派高热之象，曾经治罔效。按常法应以疏风清热解表之法，药选解表发汗之属。然本例却投予生石膏、防风、桑叶等药。有人认为，表热入里方可用石膏。其实石膏是辛寒药，配荆芥、防风，疏风散热，用于治疗风热表证效果极佳，未发现寒凉冰伏之弊。本例方药对证，药后豁然而愈。

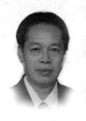

咳　嗽

咳嗽是由六淫外邪侵袭肺脏，或脏腑功能失调内伤及肺，肺气不宣、清肃失降而形成。《内经》说"肺为咳"，又说"五脏六腑皆令人咳，非独肺也"，可见咳嗽以肺为主。至于其他脏器的疾病，也可发生相联关系，最终也影响及肺，才会有咳嗽。

咳嗽之名，金代刘完素曾将咳与嗽区分：咳谓无痰而有声，肺气伤而不清也；嗽是无声而有痰，脾湿动而生痰也；咳嗽谓有声而有痰，盖因伤于肺气，动于脾湿，咳而为嗽也。其实咳、嗽常并见，争论咳与嗽的区别无实用意义，后人书中多连言为咳嗽。故谈咳嗽，古人作一病，西医学作为肺系五大症状之一。不过，无痰之咳嗽称干咳，中医学单独作为一病证论治，历代书载篇章甚多。

《金匮要略·肺痿肺痈咳嗽上气病脉证治》论咳嗽上气，用药颇为复杂。如：有用麻黄、桂枝散风寒的；有用麦冬、石膏清热的；有用皂角涤痰的；有用泽漆逐水的；有用半夏、厚朴燥湿除满的；有用干姜、细辛化饮的；有用射干开痰的。从这些定方用药，可以理解咳嗽上气的原因有很多。因此，必须辨别何为主因、何为主证，如此可以理清头绪、易于处理。如条文"咳而脉浮者，厚朴麻黄汤主之"，这里指出咳而脉浮为表邪激动内饮，饮邪上逆则为咳，治宜解肌表之寒邪、降上逆之痰饮，故用此方。又如麦门冬汤证，主因是津液不足、肺胃虚火上炎，主证是咳而上气、咽喉不利。此方定方时是用于胃中津液枯燥、虚火上炎的证治，凡是治疗咽喉不利、咳而气逆之秋燥咳嗽，效果极佳。

《伤寒论·辨太阳病脉证并治下》中的"小陷胸汤"也是治疗咳嗽疗效可靠的名方。本方有清热开结化痰作用，方中黄连苦寒，以清泻心下之结热；因邪在心下，则胃气不行、痰饮留聚，故以半夏辛开，化痰蠲痰；瓜蒌甘寒清润，清热开结涤痰之功尤强。

徐老长期以来治咳嗽甚多，临床体会较深者：一治津枯无痰干咳之麦门冬汤；一治热痰结胸咳嗽之小陷胸汤。

然咳嗽一证，临床并非易治，尤其久咳不已，颇为棘手。谈起咳嗽，肺家有这样一句俗语"入门闻咳嗽，医生眉头皱"，一语道出咳嗽确是难治之症。但说难也易，关键在于把握时机用药。若见外感初咳，解表之中不忽视宣通肺气，用药得当，咳嗽易止；若邪在卫表不及时控制，待邪入里侵肺，肺失清肃，咳久伤气，正气大伤，正不胜邪，故为难治。徐老接诊咳嗽病人甚多，已形成自己的创见——"动静并治、久咳得已"，诊治病人，每获裨益。而外感咳嗽相对易治，内伤咳嗽比较难治。内伤咳嗽为脏腑功能失调，内邪干肺，肺失宣肃，肺气上逆，发为咳嗽。如西医学的慢性支气管炎、肺气肿、肺源性心脏病、肺结核、肺部肿瘤等病所致的咳嗽的确顽固。不同的病种、不同的体质，用动静结合之法，常能有所收获。

1.久咳治疗六法

（1）风寒未尽，扶正祛邪　机体每因感受风邪，即

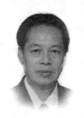

可发病。《内经》云"风者百病之长",又谓"肉不坚,腠理疏,则善病风",故风邪最易乘虚伤人。人身肺主皮毛,司腠理开阖。或因摄身不慎,或肺气稍虚、不能卫外,即难免遭受风邪侵袭,肺气不得宣通,而成伤风咳嗽。病之初,患者认为其症轻微,不予重视,亦有因医者失治、误治,遂成久咳重疾。徐灵胎《伤风难治论》说:"盖伤风之疾,由皮毛以入于肺,肺为娇脏,寒热皆所不宜。太寒则邪气凝而不出;太热则火烁金而动血。太润则生痰饮;太燥则耗津液。太泄则汗出而阳虚;太涩则气闭而郁结。并有视为微疾,不避风寒,不慎饮食,经年累月,病机日深,或成血证,或成肺痿,或成哮喘,或成怯弱,比比皆然。"因此,病初切不可忽视。素弱之体感邪之后,容易致余邪不尽,久咳不已,常见风邪夹寒即风寒久咳。其症状特点是咳嗽、咽喉发痒、困倦乏力为主,兼有微微恶寒、头痛、浑身酸楚,脉多沉细弱。治宜补肺气而祛风寒。

总结歌括:"体虚不慎伤风寒,扶正止嗽加参防。"止嗽散加党参(偏气阴虚用太子参)、防风,命名为扶正止嗽汤。方中紫菀、百部、白前、桔梗均入肺经,能润肺、降气化痰、宣肺止咳;陈皮、甘草利气和中,以润咽喉而宁风寒之咳;入姜以温肺散寒、燥湿化痰;荆芥配防风,发散遗留之风邪,其性平而不烈,优于麻、桂之功;渗入一味党参,益气健脾以助肺气得复,统筹大局,肃降宁咳。故此方无攻击正气之虞,大有启门驱贼之势。

(2)寒热夹杂,侧重论治 寒热夹杂也是咳嗽中常见证候之一。每因感受风寒，或素体有热，或体弱、寒邪入里化热，表里同病。肺热内壅，外受寒邪，肺气宣泄不畅，气逆而发为咳嗽。其症状特点是咳而声嘎，甚则气逆而为喘，兼见恶寒、发热、痰稠而难咳出、口渴咽痛、舌苔白腻而带黄、脉浮紧而数。治宜外散寒邪、内清肺热，常以麻杏石甘汤加味治疗。此方在《伤寒论》中为太阳病坏病而立，主要是治疗太阳病发汗不得法或用下法而致的邪热壅肺之喘证。后世不拘泥于喘证，凡肺热咳喘、肺气不宣者多选用之。现代临床多用于治疗肺炎、急性支气管炎、麻疹作咳等。但运用此方治疗寒热夹杂之咳嗽时，必须注意在药物分量上稍事变动，若不掌握寒热轻重而概以此方，效果差异明显。用药的关键在于麻黄与石膏两味，一般常规用量是麻黄量等于石膏的八分之一。若寒邪偏重，麻黄可取到八分之二三；若寒邪化热、里热较甚者，石膏比麻黄量可大二十到三十倍。临床上只有审明寒热轻重，用药有所侧重，才能每每获效。此方尤在泾分析细详："肺中之邪，非麻黄、杏仁不能发，而寒郁之热，非石膏不能除，甘草不独救肺气之困，抑以缓石膏之悍也。"本方具有较强解热、镇咳、平喘之功，故为治寒热咳嗽或寒邪郁久化热咳嗽之名方。

（3）虚实互见，动静并治　禀赋不足、不慎感受六淫邪气作咳者，病机复杂，较为难治。既不能因实而强攻，又不能因虚而峻补。拟攻邪唯恐伤正，欲扶正又怕恋邪。《医宗必读·咳嗽》云："大抵治表者药不宜静，静则留连不解，变为他病，故忌寒凉收敛。"因此，虚实互见之

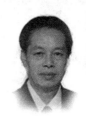

咳，治以动静结合较为适宜。譬如气阴两虚兼热性久咳，按动静结合考虑，应用生脉饮合泻白散化裁。生脉饮中人参甘温，功在益气，具有"守"与"静"的作用；麦冬甘寒养阴，五味子酸温敛肺，颇有"静"的功能；泻白散泻气分之热，桑白皮泻肺化痰，地骨皮退伏热，具有"走"与"动"之功；粳米（可用怀山药代）与甘草合用，清中兼补，寓补于清。两方合用，动静相配，效多益彰。又若脾虚痰湿久咳，可用具有"静"作用的四君子汤合具有"动"作用的二陈汤，一方守、一方走，动静合参，确为合理解决虚实互见证的上策。临床用上此法，效果最佳。

（4）肺燥腑实，润上通下　肺燥分凉燥与温燥，燥邪伤人，常先犯肺与皮毛，肺失肃降而咳嗽。肺与大肠相表里，肠腑积热，腑气不通，往往影响肺的宣肃功能，故腑实则咳嗽加剧。因此，只要通泻其实热，肺金得鸣，咳嗽自减。

凉燥：症状主要是干咳连声、夹黏腻稀痰、胸闷气逆、皮肤干燥、大便秘结难解，苔薄白，脉多细涩。一般兼见轻微头痛、身热恶寒、鼻鸣而寒，类似风寒表证。治宜用葱豉汤合调胃承气汤加减。葱、豉通阳，解在上、在表之邪；加紫菀，辛温润肺以治肺经虚热，下气、消痰以治咳逆上气；百部甘苦微温，润肺、降气化痰、宣肺止咳，治肺热燥咳；甘草调和诸药，兼以止咳。调胃承气汤中硝、黄、草三味润燥泄热，调和胃气。两方合用，润上通下而不伤正。

温燥：症状主要是干咳无痰，或痰多黏稠不易咯出，

23

兼见心烦、口渴、咽痛、大便秘结、舌边尖红、脉洪数。治宜选用清燥救肺汤加少许大黄。方中桑叶轻宣肌表；石膏清肺之燥热；阿胶、麦冬润肺滋液；火麻仁滋燥润肠；人参培土生金；枇杷叶、苦杏仁润肺降逆；加少量大黄，作用较和缓，刺激肠蠕动而促进排便，且取其味苦尚能健胃，胃纳得进则肺气得以清肃。若身体极差而又便秘兼咳者，因其肠腑推动无力，可用麻子仁丸润其肠道并兼予补气行气之品，切忌猛峻攻下，以免损伤正气，导致咳嗽难平。

（5）肺实咳喘，开上补下　肺实咳喘，多见老年病证，可因寒热之邪犯肺或因痰涎郁结，肺气闭塞，呼吸不利所致。满闷短气、喘促咳逆为其主要症状。治宜桑杏地黄汤（自拟名方）。方中取熟地黄、山茱萸，补肾、填精、益真阴、固涩精气，重在补下；山药健脾、补气、涩精；茯苓健脾化痰；泽泻利水湿；牡丹皮清热凉血；加桑白皮、苦杏仁宣通肺气、止咳化痰平喘，重在开通肺气。若肺实表现为表邪未清或有寒热往来，加紫苏叶宣肺行气；若痰多黏稠，可加紫苏子、莱菔子、白芥子降逆化痰兼消食。因老年肺气多虚衰，肺为邪气所居，不能直补肺气，故治疗既要祛邪宣肺又要注意补肾纳气。肾为气之根，肾气强盛，可以上纳肺气，不致因开宣肺气而令肺气上脱。若单用开宣之法，咳喘可暂得缓图，但恐肺气耗散，病去肺亦衰，伤伐正气太过，咳喘难止。

（6）顽痰久咳，从脾缓治　素体脾胃虚弱，脾失健运，痰浊内生，上犯于肺，发为咳嗽。由于反复病久，肺

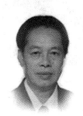

脾两伤，可发展成为痰饮。此类疾病，其病根较深，治疗难取速效，故应缓图以治其本。脾肺为母子之脏，土虚不能生金，故历来医者都很重视培土生金法。故治因脾脏受伤影响于肺而咳者，重点治脾。脾脏为生痰之源，脾气健运，则痰无以生，肺亦无痰可贮，咳嗽自愈。脾脏阴虚而致咳嗽者，症见烦热、咳嗽不已、吐痰黏稠而难出、口中少津、舌苔干黄、脉细数而滑，法当甘润滋阴，宜用防己麻仁汤（防己、火麻仁、苦杏仁、桑白皮、麦芽、甘草）治之。因脾阳虚而咳嗽者，症见咳嗽、痰多而滑、饮食减少、腹满时痛、多吐清稀痰涎，或四肢冷、喜辛辣热物、舌苔白润而滑、脉沉细而迟，治当温阳利湿、益气化痰，可首选理中汤治之。如痰特别多则加茯苓、半夏，降逆逐水而化痰；如寒重则加肉桂、炮附片扶元阳，元阳旺则脾脏自旺，脾脏阳旺则转输于肺，不治咳而达止咳之目的。

由于脾虚已久，气血运行缓慢，水液代谢失调，可形成瘀滞现象。痰浊与血瘀、气滞等错综复杂的病理变化相互交织，往往会加重气血瘀阻和代谢障碍，形成一种恶性循环。在健脾补益之前，不祛除体内瘀滞则很难达到扶正的目的，故补脾也得审慎其证的虚实。脾虚必健脾，脾旺则痰不生，故顽痰治脾，缓收其功，久咳则止矣。

2.治咳常用药　咳嗽一证，其因内外有别，治法有异。外邪引起者，重在肺，一般解表宣肺；内咳则治脏腑，如脾虚而致咳嗽，治宜培土生金，因脾为生痰之源，肺为贮痰之器，脾旺不生痰、肺无痰所贮，无痰则咳自止。不论外感或内伤均可见久咳，究其因，多见体虚正气不足。其

徐富业

治疗上比较困难，临床上单纯化痰止咳或西医学所谓消炎止咳都难以取效。肺主气，久咳伤气或脏腑累及于肺致肺气虚则咳不已，故治疗咳嗽必须增强人体之正气，补虚固本、兼治所因。徐老运用自创"动静并治法"治疗，用静药调补正气、动药宣解邪气，如此动静结合，疗效显著。以下就徐老临床治疗咳嗽的常用方药做简要介绍。

（1）外感咳嗽

风寒咳嗽：特点是咽痒喉痒，痒而作咳，痰白清稀，兼风寒表证。选方：止嗽散加防风、牛蒡子、蝉蜕。

风热咳嗽：特点是咽痛，喉痛，痰黄，气粗，兼风热表证。选方：桑菊饮加荆芥、防风、前胡、川贝母、天竺黄、黄芩。

风燥咳嗽：特点是咽喉干痛，痰黏不易咯出，兼风燥表证。选方：麦门冬汤加荆芥、防风、沙参。

风寒、风热、风燥，风邪首当其冲，故勿忘疏风，三者均可用荆芥、防风。若风寒较重可加紫苏叶、麻黄。

（2）内伤咳嗽

痰湿咳嗽：特点是咳声重浊，痰多，痰黏稠，痰出咳缓。选方：二陈汤加紫苏子、白芥子、桃仁、党参、白术。

痰热咳嗽：特点是咳嗽上气，粗促，痰黄黏稠。选方：小陷胸汤合泻白散加鱼腥草、川贝母，肝火热盛者加海蛤粉、龙胆草。

燥热咳嗽：特点是干咳少痰或无痰，咳声短促。选方：沙参麦冬汤或麦门冬汤加地骨皮、川贝母、枇杷叶、

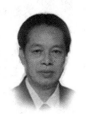

龙脷叶、青天葵。

【案例】黄某，男，70岁，1979年8月16日初诊。

患者素有咳嗽，连绵数载，屡治罔效。1979年8月初到边远山区视察工作，突发高烧，体温39℃以上。当时检查：两肺均有干湿啰音，心律不齐。西医诊为：慢性支气管炎并急性感染。经用抗生素及中药治疗1周，发热基本退平，两肺啰音减少，但咳嗽仍昼夜不止。此时患者提出不打针，要求出院服用中药治疗，每天车送徐老前往继续诊治。按其脉两寸较弱、关尺部脉尚有力，并现涩象；视其舌质淡红，苔黄；问其咳嗽，夜间频作，咳则胸胁不舒，偶有心慌，大便黄稍秘，小便黄。诊毕，患者问：病情如何？答曰：咳嗽连作，此乃因外感余热未清，加之原有痼疾。肺主气，久咳伤肺。气虚新感邪热，新旧交蒸，肺气失宣，肃降失常，故咳嗽频作矣。治宜清其标，益心肺之气。若只清肺止咳，只是图功一时；若只顾补气不治其标，则咳不已。思前人选方用药，根据药物性味、功用组成方剂，针对疾病的属性（寒热虚实、阴阳表里），在处方时注意药物的"走"与"守"的特性，防止药物的偏胜。故疏方选药，采用益气清热的原则，实为运用"走"与"守"、"动"与"静"相结合的配伍方法。应用生脉散合泻白散两方化裁治疗。两方同用数日，奏效甚捷。

按：生脉散中人参（用党参代）甘温，功在益气，具有"守"与"静"的作用；麦冬甘寒清热养阴；五味子酸温敛肺颇具静的功能。故本方治疗久咳肺虚、津伤气耗者尤为适宜。泻白散泻肺气分之热，桑白皮泻肺化痰，地骨皮退伏热，实具有"走"与"动"之功；粳米（用怀山药代）与甘草合用，清中兼补、寓补于宣。此方凡气虚外感风热未清者，可选择用之，颇合机宜，但需辨证得当，临证变通。若气虚兼风寒引起咳嗽或喘咳不宜使用，恐邪气稽留而渐成劳怯之证；或虽兼有热邪，气阴未伤者，不许误投。

心系病

心 悸

心悸包括惊悸和怔忡，是指病人自觉心中悸动、惊惕不安甚则不能自主的一种病证。临床上一般呈阵发性，每因情志波动或劳累过度而发作，且常与失眠、健忘、眩晕、耳鸣等症并见。很多时候治疗难以获效。

（一）病因病机

1.心虚胆怯　平素心虚胆怯之人，由于突然惊恐，使心惊神慌不能自主，渐至稍惊则心悸不已。

2.心血不足　心主血，心血不足常能导致惊悸、怔忡。阴血亏损，心失所养，不能藏神，故神不安而志不宁，发为本证。

3.阴虚火旺　久病体虚，或房劳过度，或遗泄频繁，伤及肾阴；或肾水素亏，水不济火，虚火妄动，上扰心神，亦能导致本病。

4.心阳不振　大病久病之后，阳气衰弱，不能温养心

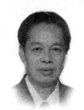

脉，故心悸不安。

5.水饮凌心　脾肾阳虚，不能蒸化水液，停聚而为饮，饮邪上犯，心阳被抑，因而引起心悸。

6.瘀血阻络　一是由于心阳不振，血液运行不畅；一是由痹病发展而来。

7.感受外邪　外感风寒湿邪，搏于血脉，内犯于心，以致心脉痹阻，营血运行不畅，亦能引起心悸怔忡。

此外大怒、大恐、思虑过度、痰火亦可导致心悸的发生。

（二）辨证治疗

1.在临床中辨证时应掌握　①要看病人是否有"心悸""心慌"且不能自主的自觉症状。②要根据症情区别心悸的性质，是实证还是虚证；是心阳虚还是心阴虚；是夹痰还是夹瘀。③要掌握惊悸和怔忡的区别，惊悸常因惊而悸，初起虽由外因而成，以实证为多，但也有内虚的因素存在；怔忡则以虚证为多，并无外因，经常心悸，胸闷不舒，发则惊跃不能自控，甚则心痛阵发，惊悸日久不愈亦可发展成为怔忡。

2.在临床治疗中，应掌握好本证的治疗原则　虚证当以养血安神为主，如心阳不足或阳虚饮逆，当以补心气、温通心阳为治。实证如因瘀血所致，当以活血化瘀为法；如果病由痰热引发，治疗又当从清热化痰着手为妥。在临证中，各证型间相互错杂，虚中有实、实中有虚，应标本兼顾、攻补兼施。

徐老善用自拟"五参饮"随证加减治疗各种心悸。

"五参饮"由党参、太子参、丹参、玄参、苦参五味药物组成。若见心气虚明显、心阳不振，则去党参、用人参。党参与人参功效基本相同，然人参力强。党参健脾运而不燥、养血而不偏滋腻；人参性温，虚证非用人参不可。方中党参补中益气、生津养血；现代药理研究表明其能提高心输出量，增加脑、下肢、内脏的血流量，增强机体的免疫功能。太子参益气生津、补益脾肺，《本草再新》云其"入心、脾、肺三经""消水肿"，《饮片新参》云其"定虚悸"，是补气药中的清补之品；现代药理研究表明其能增强机体对各种有害刺激的防御能力，增强人体内的物质代谢。丹参活血化瘀、养血安神；现代药理研究表明其能扩张冠状动脉，减慢心率，降低血压，缩短心肌缺血的持续时间，降低胆固醇。玄参清热、养阴；现代药理研究表明其能降低血压，强心，减慢心率，扩张血管。苦参清热燥湿、利尿；现代药理研究其有利尿，减慢心率，改善心肌缺血，对心律失常有预防作用。诸药合用，功能益气养阴、活血化瘀、安神定志，临证时每能获效。临床上常见失眠与心悸关系密切，故兼夜寐不宁者可加首乌藤、龙齿等，兼心烦不寐而心悸加重者加少许灯心草、栀子。

【案例】赵某，男，56岁，2003年3月20日初诊。

患者诉反复心悸3年余，曾在某医院就诊，经彩超、心电图等检查后诊断为"扩张性心肌病、心律失常"。服用多种西药治疗，效果不佳，反复发作。今为寻求中医治疗而来诊。诊见：心悸不宁，胸闷，气短，面色无华，乏力，不欲饮食，时觉头晕，夜寐欠安，舌质淡红，苔白，

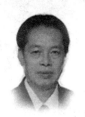

脉细结。处方以五参饮加减：党参18g，太子参20g，玄参15g，苦参15g，丹参20g，首乌藤9g，茯神12g，沙参15g，黄芪15g，白术12g，当归15g，熟地黄15g，麦芽9g，谷芽9g，木香6g。每日1剂，连服5剂，诸症悉减，仍有头晕、乏力。予原方加减：党参18g，太子参20g，玄参15g，苦参15g，丹参20g，黄芪18g，白术12g，茯苓12g，沙参15g，当归15g，熟地黄10g，陈皮6g。每日1剂，连服7剂，诸症悉除。调治月余，病愈如常人，随访1年，未再复发。

按：本案患者心悸3年余，四诊合参，辨证属心血不足证。《丹溪心法·惊悸怔忡》言："人之所主者心，心之所养者血，心血一虚，神气不守，此惊悸之所肇端也。"故予益气养阴，养血安神之剂。方予自拟五参饮加减。添加首乌藤、茯神养心安神；加黄芪、白术健脾益气，麦芽、谷芽健脾助运，使脾气旺而气血生化有源；加当归、熟地黄滋阴养血；木香理气醒脾，于大量滋补药中，投一味行气药，动静结合，补而不滞。方药对证，效果明显。守方随证加减，竟收全功。

不　寐

　　不寐，古代文献亦称"不得眠"或"不得卧"，亦即"失眠"，是临床常见疾病。其症状表现不一：轻者入睡困难，寐而易醒，醒后难以入睡，或时寐时醒；重者则彻夜不眠。该病虽然不是危急重症，但严重影响人们的日常生活和工作学习，尤其当今社会生活节奏日渐加快，受失

徐富业

眠困扰的患者更是与日俱增。

对于不寐的病机，《景岳全书·不寐》有云："不寐证虽病有不一，然惟知邪正二字，则尽之矣。盖寐本乎阴，神其主也，神安则寐，神不安则不寐，其所以不安者，一由邪气之扰，一由营气之不足耳。有邪者多实证，无邪者皆虚证。"指出不寐证有虚实之分及有邪无邪之别，虚实为辨证之要点。其主病之经虽专属于心，然而机体内在气血、脏腑功能失调或痰热等都能影响于心，故有"有邪""无邪"之别。后代医家多认为不寐虚证因于脾虚气血生化不足、心神失养，或肾阴不足、心肾不交、虚热上扰心神，或心胆气虚、痰浊内生、扰动心神；实证则多由肝郁化火上扰心神，或宿食内停，聚痰生湿化热，痰热上扰引起，并据此辨证施治。临床治疗不寐须强调首辨寒热虚实。不寐有虚实之分，证候也有不同，治应审证求因、分清邪正虚实，才能立方用药。大抵虚证多由心阴不足，《伤寒六书·不眠》云："不得眠者，阳盛阴虚，则昼夜不得眠。盖夜以阴为主，阴气盛，则目闭而卧安。若为阳所胜，故终夜烦扰不得宁，所谓阴虚则与夜争也。"治疗重在养阴补血兼清心火。实证多因痰、瘀、热邪内扰，治以祛邪为主；痰湿中阻宜化痰宁心，瘀血内阻应祛瘀宁心；若肝火上炎扰动心神者应泻火宁心。现具体叙述如下。

（一）心阴不足型

本型多由思虑劳倦，内伤诸脏，暗耗精血，阴耗心伤，神不守舍所致。其症多见少眠、睡眠不宁、心烦多

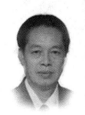

梦、心悸、口干，舌质淡红或稍红，苔薄白或薄黄而干，脉细略弦。治以养阴安神。方用自拟养心安神饮：天冬15g，麦冬15g，柏子仁15g，酸枣仁15g，生地黄15g，熟地黄15g，龙齿30～60g（先煎），首乌藤30g，合欢皮20g。本方二冬二地二仁滋阴养血、除烦解郁，配合龙齿、首乌藤、合欢皮等安神药物，共奏养血滋阴、除烦安神之效。心烦梦多明显、舌尖红者，可加灯心草2～4g、栀子6～9g以清心除烦。

（二）心肝火旺型

本型多由肝之疏泄失常，气郁化火，上扰心神所致。多见少眠甚或彻夜不眠、心烦易怒、寐则多梦、头痛欲裂、耳鸣如潮，舌质红，苔黄，脉弦数。治以平肝清热，宁心安神。拟方：杭菊花20g，桑叶10g，麦冬15g，生地黄15g，栀子9g，葛根25g，藁本15g，蔓荆子20g，茯神30g，首乌藤30g，龙齿40g（先煎），甘草6g。本方以杭菊花、桑叶清肝火，麦冬、生地黄、栀子养阴凉血清心，藁本、蔓荆子、葛根祛风止头痛。配合运用安神药物茯神、首乌藤、龙齿，可达平肝清热、宁心安神之效。若头痛明显，可加蒺藜、石决明、珍珠母、牛膝等加强祛风平肝之效。

（三）痰湿中阻型

本型多由胆胃不和，痰浊内生，痰热上扰心神引起。多见少眠、睡眠不宁、多梦、痰多、胸闷、心悸、头晕、头重，舌质淡或红，苔厚腻，色白或黄，脉弦滑或略数。治以清热化痰，宁心安神。处方以黄连温胆汤加减：黄连6～12g，枳实10g，竹茹10g，茯苓25～30g，法半夏

徐富业

12～15g，橘红9g，龙齿30～50g（先煎），首乌藤30g，合欢皮20g，甘草6g。本方谨守病机，以黄连温胆汤清热化痰，配合龙齿、首乌藤、合欢皮等安神药物宁心安神，因势利导，缓图取效。若兼有头晕、头麻、烦躁等肝火上炎症状，可加石决明、栀子等平肝清肝。

（四）瘀血内阻型

本型多由寒、热、痰、虚、外伤导致瘀血内阻，气血运行不畅，心脉受阻，新血不生，血不养心而出现寤寐异常。其症多见顽固性失眠、难入睡、易醒、面色黧黑，舌质暗红，苔薄白，脉弦。治以活血祛瘀，宁心安神。处方以血府逐瘀汤加减：鸡血藤30g，桃仁12g，红花10g，川芎9g，生地黄15g，柴胡10g，枳壳10g，桔梗15g，郁金15g，龙齿50g（先煎），首乌藤30g，甘草6g。本方守王清任血府逐瘀汤加减，添加并重用鸡血藤行血补血活络。配合郁金解郁活血，使络通而气血流畅，气机运动恢复正常，旧血可去，新血得生以养心；配合龙齿、首乌藤安神镇定助眠，心神得养，睡眠安宁。顽固性血瘀证可加刘寄奴、泽兰加强活血之效，尚可配合补血药物以养心神，如何首乌、枸杞子等。

【案例】黄某，男，65岁，2007年7月6日初诊。

患者诉反复入睡困难40年余，曾服用各种安眠药罔效，慕名而来。诊见：夜寐只2小时左右，伴头晕、乏力、面色黧黑，大便稍溏烂，舌质暗红，苔薄白，脉弦。处方：桃仁12g（打），红花10g，鸡血藤30g，川芎9g，生地黄15g，柴胡10g，甘草6g，枳壳10g，桔梗15g，郁金

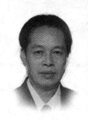

15g，刘寄奴10g，龙齿50g（先煎），首乌藤30g。7剂，水煎服。

2007年7月13日二诊：患者诉服上药后好转，能睡2～3小时，头晕减轻。守方增损：鸡血藤加至40g，龙齿加至60g（先煎），加何首乌12g、茯神30g、泽兰10g。7剂，水煎服。

2007年7月20日三诊：患者诉服药后较易入睡，夜眠5～6小时，精神好转。仍投前方7剂。

2007年7月27日四诊：患者诉睡眠平稳，无特殊不适。守方继投7剂。

2007年10月12日五诊：患者诉服尽药至今一直病情稳定，近2日出现头晕，脚软，尿量多，纳可。舌质暗红，苔薄润，脉细弦。处方：何首乌15g，枸杞子15g，丹参25g，川芎10g，桃仁15g，红花12g，牛膝20g，龙齿60g（先煎），茯神30g，酸枣仁15g，合欢皮20g，泽兰9g，鸡血藤50g，甘草6g。药后数十年病根得除，患者感激不已。

按：本案患者顽固性失眠40余年，病时已久，结合面色舌脉等临床表现，四诊合参，辨证属于血瘀证。瘀血内阻，新血不生，致心神失养。思及叶氏有"初为气结在经，久则血伤入络"；"久病在络，气血皆窒"；"气钝血滞，日渐瘀痹"之说法，予活血行血之剂通络化瘀，缓缓图治。方守王清任血府逐瘀汤加减。添加鸡血藤行血补血活络；配合郁金解郁活血，使络通而气血流畅，气机运动恢复正常，旧血可去，新血得生以养心；配合龙齿、首乌藤安神镇定助眠，心神得养，睡眠安宁。服药7剂，效果立现，

徐富业

35

可见方药对证。守方加何首乌、茯神养血安神，泽兰活血利水，增加龙齿、鸡血藤用量巩固疗效。此后随证以上方稍作加减，共投药3个月余，竟收全功。困扰患者40余年沉疴可除，关键在于辨证确切。中药如此神奇，患者赞叹作证。

脾胃病

胃脘痛、腹痛

胃脘痛，又称胃痛，是指上腹胃脘部疼痛为主要表现的病证。腹痛是指胃脘以下、耻骨毛际以上部位发生疼痛为主症的病证。临床胃脘痛和腹痛常并见，故徐老又将胃脘痛、腹痛统称为脘腹痛，包括胃脘痛、腹痛以及泄泻等病证。常与西医学的胃、十二指肠球部溃疡，慢性浅表性胃炎，慢性萎缩性胃炎，慢性肥厚性胃炎，十二指肠炎，局限性肠炎，非特异性溃疡性结肠炎，肠易激综合征等病变有着密切关系。本文所指排除胃癌、结肠癌、肠梗阻、肠结核、痢疾、虫积、结石、肠痈、疝气等。

（一）症状归纳

上腹痛，嗳气，泛酸，脐周腹痛或下腹痛，腹胀，肠鸣，或见恶心，呕吐，食欲不振，大便异常等消化道症候群。

（二）病因病机

胃痛原因有二：一是忧思恼怒，肝气失调，横逆犯胃

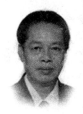

引起；二是由于脾不健运，胃失和降。

腹痛一证，牵及的范围很广，总的来说：一因外受寒邪，气机阻滞；二因素体阳气不足、气血虚弱，不足以温养；三因恼怒忧思，气血郁结，肝胃不和；四因饮食不节，食滞不化，腑气不通。不论是哪一种病因所致，总的机理是"不通则痛"。

（三）辨证要诀

脘腹疼痛，四字辨证：寒热虚实，切勿疏之，虚证喜按，寒证喜暖，热证灼辣，实证刺胀。

（四）传统选方

1. 虚寒证　宜益胃温化，常用香砂六君子汤、理中汤、附桂理中汤、黄芪建中汤、良附丸等。

2. 实热证　宜清化，常用连朴饮、三黄泻心汤、左金丸等。

3. 寒热夹杂证　宜温清结合，选用香砂六君子汤合左金丸或合葛根芩连汤等。

4. 气滞证　宜理气行滞，选用四逆散、金铃子散、六郁丸等。

5. 血瘀证　宜活血祛瘀，选用失笑散、少腹逐瘀汤等。

（五）验方介绍

清胃饮、养胃饮、温胃饮、健脾饮、胃肠合剂（详见"秘验方"）。

（六）临证加减

上述系列方一般无须加减，但表现出下列特殊情况者可酌情加减。若表现为气滞郁而化热者加金铃子散；表

徐富业

现寒者加良附丸；食滞加麦芽、谷芽、鸡内金、山楂；郁滞加越鞠丸；肝火旺加左金丸；湿重加三仁汤；血瘀加桃仁、红花、蒲黄、五灵脂、三棱、莪术；泛酸加海螵蛸、瓦楞子；有溃疡者加鸡甲散（自拟方：鸡内金、炮山甲）；脾虚湿热久泻加葛根芩连汤；幽门螺杆菌阳性者加川黄连、蒲公英、败酱草；出血者加云南白药，每次0.5g，日4次（首次倍量）。

人体生命活动是一个动静过程。从脾胃生理功能认识，胃主受纳、脾主运化。每当水谷入胃，有一个停留空间，这是一个静的过程；停留之后，再经过胃气的腐熟水谷，脾气运化协调，这时形成动的过程。如此动静变化，构成消化、吸收、排泄正常运转。如饥饱无度或劳倦所伤则影响水谷消化吸收，致使脾胃受纳、腐熟转输、传导功能失调，脾阳虚衰，中气不足，就会出现脾胃虚证；若因寒湿困脾或湿热内蕴，就会出现脾胃实证。亦有因脾虚不化，形成脾虚夹湿，出现本虚标实证。证症变化多端，体现动静的变化，由生理的动静变为病理的动静。因此，治疗的动静，必须通过药物"动静"的属性，不断调整病理上的动静。"动"药和"静"药合理适度，视病情变化，"动"药可大于"静"药或"动"药小于"静"药。"动"多"静"少、"静"多"动"少，意在协调人体相对动静平衡状态，达到体健安康的最终目的。

【案例1】陈某，男，30岁，2008年6月6日初诊。

患者诉2年前出现胃脘胀痛，伴呃逆、泛酸、咽痛、口干。2006年在广东顺德某医院行胃镜示"胆汁反流性胃

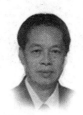

炎"，反复用西药治疗无效。2008年6月5日在北流市人民医院行胃镜示"慢性浅表性胃炎"，仍予奥美拉唑等西药治疗，但胃脘胀痛症状反复出现，自觉疲乏无力，纳寐欠佳，大便先硬后软，1～2日1行。就诊时见：胃脘胀痛，疲乏无力，纳寐欠佳，大便先硬后软，1～2日1行，舌质暗红，苔黄厚稍腻，脉弦。诊其为胃脘痛（慢性浅表性胃炎），证属脾胃湿热。治宜清热祛湿，行气止痛。拟方清胃饮加减。处方：素馨花1包，合欢花1包，莱菔子2包，枳壳1包，吴茱萸1包，川黄连1包，川厚朴1包，石菖蒲1包，法半夏1包，芦根2包，蒲公英1包，川楝子1包，延胡索1包，甘草1包（均为免煎中药）。冲服，日1剂，连服20剂。

2008年6月27日二诊：胃胀稍减，胃脘时有隐胀闷痛，伴呃逆泛酸，口干减轻，纳佳，大便烂，1～2日1行。拟原方化裁。处方：素馨花1包，合欢花1包，台乌药1包，海螵蛸1包，吴茱萸1包，川黄连1包，川厚朴1包，石菖蒲1包，法半夏1包，芦根2包，蒲公英1包，川楝子1包，延胡索1包，甘草1包（均为免煎中药）。冲服，日1剂，连服20剂。

2008年7月23日三诊：胃脘时或胀痛，呃逆泛酸基本消失，纳佳，时或心慌，胸闷，大便质软，日3次，舌质暗红，舌苔由厚退薄、色黄，脉略弦。守上方加减。处方：素馨花1包，合欢花1包，台乌药1包，海螵蛸1包，吴茱萸1包，川黄连1包，川厚朴1包，石菖蒲1包，法半夏1包，芦根2包，蒲公英1包，川楝子1包，延胡索1包，甘草1包，郁金1包，三七1包（均为免煎中药）。冲服，日1剂，连服20剂。

2008年8月15日四诊：时有泛酸，咽干，疼痛次数、程度较前减轻，大便不硬，纳尚佳，舌质暗淡，舌苔厚腻色淡黄（黄白相兼），弦滑。处方：川黄连2包，川厚朴2包，石菖蒲1包，法半夏2包，陈皮1包，豆蔻1包，佛手1包，台乌药1包，海螵蛸2包，蒲公英2包，广木香1包，吴茱萸1包，甘草1包（均为免煎中药）。冲服，日1剂，续服20剂。

按：慢性浅表性胃炎是以胃部慢性炎症改变为特征的一种常见疾病，表现为上腹部疼痛或不适、饱胀、嗳气、恶心等症状。此患者诊断符合以上特征。《素问·痹论》曰："饮食自倍，肠胃乃伤。"本病多因外感邪气、内伤饮食情志，致气机郁滞、胃失所养而致。本案辨治有三点应该注意：一是因患者饮食无规律，损伤脾胃，致胃失和降，发为胃脘痛。二是脾胃受损，水湿内停，日久从阳化热，化生为湿热之邪。三是本病属湿热蕴结脾胃，治疗上宜清热祛湿、行气止痛。清胃饮为自拟方。方中素馨花理气消胀；合欢花解郁安神；莱菔子、枳壳利气消胀；吴茱萸止痛；川厚朴、石菖蒲燥湿；川楝子、延胡索行气止痛；法半夏燥湿化痰；芦根、蒲公英、川黄连清热祛湿；甘草调和诸药。

【案例2】陈某，女，39岁，2009年4月13日初诊。

患者诉4个月前因工作劳累、饮食无规律出现胃脘胀辣痛，伴呃逆，口臭，恶心欲吐，痰多，纳差，口干，大

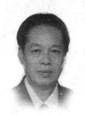

便质软伴有黏液，无脓血便，无肛门坠胀感，无泛酸、发热、消瘦等症，睡眠欠宁。曾在广西某医院行胃镜检查诊断为"慢性非萎缩性胃炎伴胆汁反流"，服用雷贝拉唑、阿莫西林等药治疗，未见明显好转；后改服中药（具体不详）治疗20余天，症状无明显改善。现经人介绍来诊。就诊时见胃脘胀辣痛，伴呃逆，口臭，恶心欲吐，痰多，纳差，口干，大便质软伴有黏液，睡眠欠宁。舌质暗红，舌苔黄厚腻，脉略弦滑。诊其为胃脘痛（慢性非萎缩性胃炎伴胆汁反流），证属脾胃湿热。治宜清利湿热、缓急止痛，拟方清胃饮加减。处方：川黄连9g，川厚朴10g，石菖蒲10g，法半夏12g，芦根20g，蒲公英30g，川楝子9g，吴茱萸3g，竹茹10g，茯苓30g，延胡索10g，白芍15g，甘草6g。水煎服，日1剂，连服7剂。

2009年4月20日二诊：精神欠佳，服药后胃辣减轻，仍有胃胀痛，咽部至食道不舒，时有呃逆、口臭、恶心，大便软，有黏液，睡眠欠宁。舌质暗红，舌苔黄厚腻，脉略弦滑。守方增减。处方：川黄连9g，川厚朴10g，石菖蒲10g，法半夏12g，芦根20g，蒲公英30g，川楝子9g，吴茱萸3g，竹茹10g，茯苓30g，延胡索10g，白芍15g，台乌药15g，甘草6g。水煎服，日1剂，连服7剂。

2009年4月27日三诊：精神好转，服药后胃脘已无辣痛，胃时胀，无泛酸及恶心欲吐，大便日1行，黏液减少、时有时无，舌质略暗红，舌苔薄黄，脉略弦。处方：川黄连9g，川厚朴10g，石菖蒲10g，法半夏12g，芦根20g，蒲公英30g，川楝子9g，茯苓30g，白芍15g，甘草6g，延胡索

徐富业

10g，台乌药15g，素馨花10g。水煎服，日1剂，连服7剂。

2009年5月4日四诊：精神好，服药后上症基本消失，偶尔有痰，偶有大便伴黏液出现，舌质略暗红，苔稍黄厚，脉略弦。处方：川黄连9g，川厚朴10g，石菖蒲10g，法半夏12g，芦根20g，蒲公英20g，茯苓30g，白芍15g，甘草6g，延胡索10g，素馨花10g，陈皮6g，神曲9g。水煎服，日1剂，连服7剂。

按：本病多因外感邪气、内伤饮食情志，致气机郁滞，胃失所养而致。本案辨治有三点应该注意：一是因患者工作劳累、饮食不慎，损伤脾胃，食积不化，日久酿生湿热，灼伤胃络，出现胃脘痛；二是脾胃同病；三是标实为主，故治疗上宜急则治标。选用清胃饮加减治疗。方中川黄连清利湿热；吴茱萸辛热疏利下气；川厚朴、石菖蒲、法半夏燥湿；芦根、蒲公英清中焦之热；川楝子清热行气止痛；竹茹清热化浊止呕；延胡索行气止痛；茯苓健脾渗湿；白芍缓急止痛；甘草调和诸药。诸药配合使湿热得清，药到取效而病愈。

【案例3】赖某，男，71岁，2009年5月6日初诊。

患者诉5年前过食辛辣食物后出现胃脘部隐隐胀痛，伴少许泛酸，口干，食欲一般，大便硬结难解，2～3日1行，无黏液脓血便，无呃逆、恶心、呕吐、发热、恶寒等症状，自服香砂养胃片、雷尼替丁后能好转，未能彻底痊愈，时有发作现象。1个月前胃脘部隐痛复发，伴灼热感，少许泛酸，口干，食欲一般，大便硬结难解，2～3日1行，无黏液脓血便，无呃逆、呕吐、消瘦等症状，服肠胃

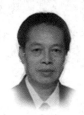

康胶囊、奥美拉唑胶囊后稍好转，后又服生地茶、番泻叶茶始觉舒适。今日为寻求中医治疗而来诊。就诊时见：胃脘部隐痛，伴灼热感，少许泛酸，口干，食欲一般，大便硬结难解，2～3日1行，无黏液脓血便，无呃逆、呕吐、消瘦等，舌质略暗红，舌苔薄黄干，脉细略数。诊其为胃脘痛（慢性浅表性胃炎、慢性十二指肠球部炎），证属胃阴虚夹热。治宜养阴清热，益胃止痛。拟方养胃饮加减。处方：太子参20g，沙参15g，麦冬15g，玉竹15g，石斛20g，芦根20g，川楝子9g，延胡索12g，莱菔子30g，火麻仁30g，素馨花9g，台乌药15g，海螵蛸20g，甘草6g。水煎服，日1剂，连服7剂。

2009年5月13日二诊：胃已不胀，偶尔隐痛不舒，有少许泛酸，口干不明显，大便通畅质软，曾解1次溏烂便，无黏液脓血，舌质暗红，舌苔薄黄稍润，脉细略数。守上方加减。处方：太子参20g，沙参15g，麦冬15g，玉竹15g，石斛20g，芦根20g，延胡索12g，莱菔子20g，火麻仁20g，素馨花9g，台乌药15g，海螵蛸20g，甘草6g，郁金15g。水煎服，日1剂，连服7剂。

2009年5月20日三诊：胃脘已无不适，无泛酸，大便正常，舌质暗红，舌苔薄稍润，脉细。守上方加减。处方：太子参20g，沙参15g，麦冬15g，玉竹15g，石斛20g，芦根20g，莱菔子20g，素馨花9g，台乌药15g，海螵蛸20g，甘草6g，郁金15g，鸡内金10g。水煎服，日1剂，连服7剂。

按：本案辨治有三点应该注意：一是因患者饮食不节，过食辛辣损伤脾胃，燥热伤阴，致胃腑失养，胃失和降，发为胃脘痛。二是大便不通，气机不畅，气滞于中焦。三是本虚标实，治疗上宜标本同治，治本宜养阴益胃，治标宜清热止痛。拟方养胃饮（自拟方）治疗。方中太子参、沙参益气养阴；麦冬、玉竹、石斛养胃阴；芦根清胃热生津；川楝子疏肝行气止痛；延胡索利气止痛；莱菔子行气消胀；火麻仁润肠通便；素馨花、台乌药行气除胀止痛；海螵蛸制酸止痛；甘草调和诸药。

【案例4】黄某，男，41岁，2009年5月4日初诊。

患者诉5年前饮酒、过食油炸食品后出现胃脘部疼痛，呈刺痛，饥饿时疼痛明显，伴呃逆、泛酸，大便干结难解，不欲食，无发热、恶寒、恶心欲吐、腹痛、黑便等症。在当地医院行胃镜检查诊为"慢性非萎缩性胃炎"。服用奥美拉唑、乳果糖、复方田七胃痛胶囊等药物治疗，症状改善。此后胃脘疼痛经常发作。10天前上症复发加重，时恶心欲吐，口干口苦，睡眠欠宁，心烦难以入睡。今日为寻求中医治疗而来诊。就诊时见：胃脘部刺痛，伴呃逆、泛酸，时恶心欲吐，口干口苦，不欲饮食，睡眠欠宁，心烦难以入睡，大便干结难解，2～3日1行，舌质暗红，舌苔薄黄略干，脉细略数。诊其为胃脘痛（慢性非萎缩性胃炎伴糜烂），证属胃阴虚夹瘀热。治宜养阴清热，理气化瘀止痛。拟方养胃饮加减。处方：太子参20g，石斛20g，玉竹15g，芦根20g，蒲公英15g，川楝子9g，延胡索12g，郁金15g，合欢皮20g，台乌药15g，素馨花9g，葛根20g，丹参9g，甘草6g。水煎服，日1剂，连服8剂。

2009年5月12日二诊：胃脘痛稍减轻，无刺痛感，但觉

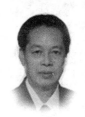

隐痛不适，无恶心欲吐，呃逆泛酸减少，仍觉口干口苦，不欲食，睡眠欠宁，大便稍软，隔日1行，舌质暗红，舌苔薄黄稍润，脉细略数。守上方加减。处方：太子参20g，石斛20g，玉竹15g，芦根20g，蒲公英15g，川楝子9g，延胡索12g，郁金15g，合欢皮20g，台乌药15g，素馨花9g，葛根20g，丹参9g，甘草6g，莱菔子30g，天花粉10g。水煎服，日1剂，连服7剂。

2009年5月19日三诊：胃脘仍有不适，已无呃逆，偶尔泛酸，口干苦之症状减轻，大便通畅，日1行，无明显心烦，睡眠仍欠佳，舌质暗红，舌苔薄黄稍润，脉细略数。守上方加减。处方：太子参20g，石斛20g，玉竹15g，芦根20g，蒲公英20g，川楝子9g，延胡索12g，郁金15g，栀子6g，台乌药15g，合欢皮20g，首乌藤30g，茯神30g，甘草6g。水煎服，日1剂，连服7剂。

2009年5月28日四诊：胃脘基本无不适感觉，大便日1次，质软，食欲尚佳，睡眠欠宁，舌质暗红，舌苔薄黄润，脉细。处方：太子参20g，石斛20g，玉竹15g，芦根20g，蒲公英20g，川楝子9g，延胡索12g，郁金15g，栀子6g，台乌药15g，合欢皮20g，首乌藤30g，茯神30g，甘草6g，龙齿30g（先煎）。水煎服，日1剂，连服7剂。

按：本案辨治有三点应该注意：一是因患者饮食不节，损伤脾胃，致胃失和降，发为胃脘痛。二是胃津受损，津亏血少，血行涩滞。三是本虚标实，故治疗上宜标本同治，治本宜养阴，治标宜清热、理气化瘀止痛。拟方养胃饮（自拟方）。方中太子参益气生津；玉竹、石斛养胃阴；芦根清胃热，止呕，生津；蒲公英清热解毒；川楝子疏肝行气止痛；延胡索利气止痛；郁金活血行气止痛；台乌药、素馨花理气止痛；葛根生津止渴；合欢皮安神解郁，活血；丹参活血化瘀止痛；甘草调和诸药。药到取效。

【案例5】陈某，女，40岁，2008年6月25日初诊。

患者诉1年前无明显诱因下出现胃脘部胀痛，伴呃逆，时有反胃，食欲一般，无泛酸、呕吐等症。曾自服胃乐胶囊及中药（具体不详）治疗后症状有所缓解，但未痊愈，时有反复。此后发作时多为隐痛，伴呃逆，时有反胃。今为求中医治疗而来诊。就诊时见：胃脘部隐痛，伴呃逆，时有反胃，口燥咽干，大便稍结，日1行，欠通畅，纳食尚可，无呕吐、黑便、消瘦、发热等，舌质暗红，舌苔稍黄厚不干，脉细弦。诊其为胃脘痛（慢性萎缩性胃炎伴胆汁反流及糜烂），证属胃阴虚型。治宜养阴清热、行气止痛。拟方养胃饮加减。处方：太子参20g，玉竹15g，石斛20g，芦根15g，川楝子10g，延胡索10g，素馨花6g，蒲公英30g，甘草6g。水煎服，日1剂，连服7剂。

2008年7月2日二诊：胃痛减轻，嗳气多，大便正常，舌质暗红，舌苔稍黄厚不干，脉细弦。方选益胃汤化裁。处方：太子参20g，玉竹15g，石斛20g，芦根15g，川楝子10g，台乌药15g，赤芍15g，延胡索10g，素馨花6g，蒲公英30g，甘草6g。水煎服，日1剂，连服7剂。

2008年7月9日三诊：胃痛基本消失，仅有胃胀，进食后明显，无泛酸，纳佳，舌质暗红，舌苔中根稍黄厚略

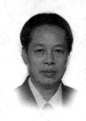

干，脉细。处方：太子参20g，玉竹15g，石斛20g，芦根15g，川楝子10g，台乌药15g，葛根20g，神曲9g，广木香10g，郁金10g，延胡索10g，素馨花6g，蒲公英30g，甘草6g。水煎服，日1剂，连服7剂。

2008年7月16日四诊：胃脘时或胀痛，嗳气，无泛酸，大便正常，舌质暗红，苔薄黄略干，脉细弦。处方：太子参20g，玉竹15g，石斛20g，芦根15g，川楝子10g，素馨花6g，合欢花6g，台乌药15g，延胡索10g，蒲公英30g，甘草6g。水煎服，日1剂，连服7剂。

按：慢性萎缩性胃炎为常见胃部疾病。动脉硬化、胃血流量不足、烟酒茶的嗜好等都容易损害胃黏膜的屏障机能而引起慢性萎缩性胃炎。临床表现为上腹饱胀、嗳气、胃纳减退等消化不良症状。患者诊断符合以上特征。本病证多因热病伤阴，或胃热火郁、灼伤胃阴，或久服香燥理气之品、耗伤胃阴，胃失濡养而致。本案辨治有三点应该注意：一是因患者素体不足，脾胃虚弱，胃失濡养，而致胃痛。二是胃痛不愈，又复服用香燥理气之品，耗伤胃阴，脉络失其濡养而加重胃痛。三是本虚标实，宜标本同治，治本予以养胃阴，治标予以清热止痛。选用自拟方养胃饮加减。方中太子参、玉竹、石斛养阴益胃；芦根、蒲公英清胃热；川楝子、延胡索、素馨花行气止痛；甘草调和诸药。药到而病愈。

【案例6】罗某，女，36岁，2007年7月25日初诊。

患者诉3年前因工作劳累出现脐周隐痛，伴大便溏烂，次数增多，无黏液脓血，遇冷症状加重，喜热饮，无

徐富业

发热、消瘦、胃脘疼痛及呃逆、泛酸等症。曾在广西中医学院一附院及广西医科大学一附院诊治，诊断为"慢性肠炎"，服用各种西药及健脾胃中药治疗（具体不详），症状稍有改善，但时有发作。平时易感冒，感冒则引发脐周痛。近2个月来自觉症状加重，下腹持续隐痛，得温稍可缓解，大便日行2～3次，便质溏烂，无黏液脓血，时或胃脘胀闷，无呃逆、泛酸，纳少，食欲欠佳，自觉怕冷。现慕名而来求治。就诊时见：下腹持续隐痛，得温稍可缓解，大便日行2～3次，便质溏烂，无黏液脓血，时或胃脘胀，无明显呃逆泛酸，纳少，食欲欠佳，怕冷，面色㿠白，表情稍显忧郁，精神欠佳，舌质暗淡，边有齿印，舌苔薄白，脉沉细。诊其为腹痛（慢性肠炎），证属脾胃虚寒夹湿。治宜温中健脾祛湿。拟方胃肠合剂加减。处方：党参20g，白术10g，茯苓20g，陈皮6g，法半夏12g，广木香9g（后下），砂仁6g（打、后下），葛根15g，川黄连（打）5g，神曲9g，玫瑰花6g，石榴皮10g，甘草6g。水煎服，日1剂，连服7剂。

2007年8月1日二诊：服药后精神转佳，腹痛发作次数减少，大便仍溏烂，日行1～2次，舌质暗淡，边有齿印，舌苔薄白，脉沉细。守上方加减。处方：党参20g，白术10g，茯苓20g，陈皮6g，法半夏12g，广木香9g（后下），砂仁6g（打、后下），葛根15g，川黄连5g（打），神曲9g，玫瑰花6g，石榴皮10g，甘草6g，素馨花6g。水煎服，日1剂，连服7剂。

2007年8月8日三诊：面色有泽，表情如常，精神佳，

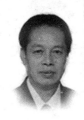

腹痛发作少，大便仍溏烂，日行1~2次，舌质稍淡，边有齿印，舌苔薄白，脉沉细。守上方加减，处方：党参20g，白术10g，茯苓20g，陈皮6g，法半夏12g，广木香9g（后下），砂仁6g（打、后下），葛根15g，川黄连5g（打），神曲9g，玫瑰花6g，石榴皮10g，甘草6g，怀山药20g，薏苡仁25g。水煎服，日1剂，连服14剂。

2007年8月22日四诊：面色有泽，表情如常，精神佳，腹痛基本消失，大便基本正常，日行1~2次，舌质淡，齿印稍显，舌苔薄白，脉沉细。守上方加减，处方：党参20g，白术10g，茯苓20g，陈皮6g，法半夏12g，广木香9g（后下），砂仁6g（打、后下），神曲9g，甘草6g，怀山药20g，薏苡仁25g。水煎服，日1剂，连服14剂。

嘱忌生冷油腻之品，并按上方调治半年余，患者腹痛消失，大便正常，食饮正常，体重增加，面色红润，身体康复。

按：慢性肠炎是以肠黏膜充血、水肿、渗出改变为特征的一种常见疾病，临床表现为长期慢性或反复发作的腹痛、腹泻及消化不良等症。患者诊断符合以上特征。《脾胃论》有云："形体劳役则脾病。"本病证因劳倦内伤，耗伤元气，损伤脾胃，渐损脾阳，气血亏虚，无力运行，脏腑失于温养而致。本案辨治有三点应该注意：一是患者因劳倦过度，耗伤元气，损伤脾胃，气血及阳气亏虚，脏腑失于温养，上偏于寒；二是脾胃虚弱，中阳不健，运化无权，湿注大肠，蕴久化热，下偏于湿热；三是元气不足，正气虚弱，表虚不固，抗邪无力，易受寒邪侵袭而感冒。故治疗上宜标本同治，采用温中健脾祛湿法治疗。拟方胃肠合剂加减。方中香砂六君子具有益气、行气、温中、化湿功效，葛根、川黄连清大肠湿热，玫瑰花解郁行气止痛，石榴皮收敛止泻，神曲健脾和中止泻。全方共奏温中健脾祛湿之效。湿热除后以香砂六君子汤原方调治，痛楚得除，疾病乃愈。

【案例7】于某，男，27岁，2008年10月5日初诊。

患者自诉1年前开始出现胃脘胀痛现象，饥饿时疼痛明显，进食后胀甚，无明显呃逆、泛酸，伴左下腹疼痛，大便溏烂，无黏液脓血，每日1行，食欲尚佳，寐佳。曾服用多种西药（具体不详）治疗，病情时有缓解，但反复发作。2008年8月5日胃镜示"慢性浅表性胃炎（窦体），Hp（-）"；肠镜示"慢性全结肠炎"。服用胃乐胶囊、补脾益肠丸等药治疗未能痊愈，症状时好时差。现为进一步治疗而来诊。就诊时见：胃脘胀痛，饥饿时疼痛明显，进食后胀甚，伴左下腹疼痛，大便溏烂，无黏液脓血，每日1行，舌质红，舌苔稍黄厚，脉弦。诊其为脘腹痛（慢性浅表性胃炎、慢性全结肠炎），证属脾虚夹湿热型。治宜健脾清热祛湿，行气止痛。拟方胃肠合剂加减。处方：党参20g，白术10g，茯苓20g，陈皮6g，法半夏12g，广木香9g（后下），砂仁6g（打），葛根20g，黄芩5g，黄连5g，台乌药15g，素馨花6g，神曲6g，甘草6g。水煎服，日1剂，连服7剂。

2008年10月12日二诊：诉上症减轻，饥饿时左腹仍有胀痛，大便正常，食饮正常。守方化裁。处方：党参20g，白

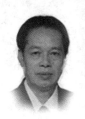

术10g，茯苓20g，陈皮6g，法半夏12g，广木香9g（后下），砂仁6g（打），葛根20g，黄芩5g，黄连5g，台乌药15g，素馨花6g，神曲6g，甘草6g。水煎服，日1剂，连服7剂。

2008年10月19日三诊：左下腹疼痛基本解除，大便正常，食饮尚好，易饥饿，舌质红，舌苔薄黄，脉弦细。处方：党参20g，白术10g，茯苓20g，陈皮6g，法半夏12g，广木香9g（后下），砂仁6g（打），葛根20g，黄芩5g，黄连5g，神曲6g，薏苡仁15g，怀山药20g，甘草6g。水煎服，日1剂，连服7剂。

按：慢性浅表性胃炎是以胃部慢性炎症改变为特征的一种常见疾病，表现为上腹部疼痛或不适、饱胀、嗳气、恶心等症状；慢性全结肠炎是以结肠慢性炎症改变为特征的一种常见疾病，表现为腹部疼痛或不适、大便不规律等症状。患者诊断符合以上特征。这两种病证多因外感邪气、内伤饮食情志，致气机郁滞而成。本案辨治有三点应该注意：一是因患者饮食无规律，损伤脾胃，致湿热蕴结下焦，气机阻滞不畅，发为脘腹痛。二是脾虚生湿，胃肠同病。三是本虚标实，故标本同治、补清结合、胃肠同治。拟方胃肠合剂。方中香砂六君补中焦；葛根芩连汤清下焦；素馨花、台乌药行气止痛；神曲健脾祛湿，和胃消食。药到取效而达治疗目的。

泄　泻

泄泻是以腹泻、便溏为主要临床表现的疾病，临床常分为"暴泻"和"久泻"。西医学之慢性腹泻多属中医学之"泄泻——久泻"范畴，包括慢性肠炎、过敏性结肠炎、慢性非特异性溃疡性结肠炎等多种疾病。徐老在长年的临床诊疗工作中，对久泻的辨证论治积累了较丰富的经验，总结出久泻的治疗六法，临床实践中获效甚多。

（一）健脾止泻法

泄泻常在急性期表现一派湿热、食滞等证候，一般用苦寒清热除湿、消食导滞等常法治疗。每因苦寒太过伤胃，脾阳不足，后天生化乏源；或因导滞太过，胃肠受伤，胃失受纳，肠失传导，胃肠功能紊乱。由于久病不愈而脾胃受损者，有以下几种常见证候。

1.脾胃虚弱　症见大便溏秘交替以溏泻为主、完谷不化、稍进油腻则便次增多、食少腹胀、神疲乏力、舌淡苔白、脉细弱。治当健脾益胃止泻。方选参苓白术散加黄芪。本方补而不腻，加黄芪协助党参益气，提高机体免疫力，利于改善体质。但怀山药一味非大量不能奏效，怀山药淡平，故可用至60g，单味久服亦能使脾旺消化良好，泄泻可止。

2.脾阳虚夹寒　症见泻下臭味不浓、四肢不温、脘腹喜温、舌淡而胖、脉沉迟。治当温中补虚，初用理中汤，继投附子理中丸加味调治。

3.脾虚中气下陷　症见泻久脱肛、少腹隐痛、动则气短、舌淡边有齿印、脉细沉。历代医家无不推崇补中益气丸。若屡服补益而效不显著者，可在益气健脾升阳的前提下少佐固涩药，加入诃子肉、石榴皮等1～2味即足够，切勿专事固涩、速涩固脱，否则肠道气机忽而阻滞乃至不通

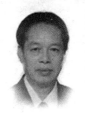

则腹痛加剧，反而导致久泻缠绵难愈。

（二）温肾止泻法

肾为先天之本，脾为后天之本。脾之健运有赖于肾阳的温煦，而肾气之充沛又需脾胃之补养。肾虚脾弱证候必具腰膝疲软等肾虚症状，肠鸣泄泻多在黎明前发生，日久不愈，甚则完谷不化，神疲形寒，肢软乏力，舌淡，苔薄白，脉沉细，尺脉较弱。治宜补火生土。可用四神丸加炮姜、附子，以增强温肾暖脾之力。徐老惯用附子粳米汤加炮姜、五味子，曾治数十例顽固性久泻取效。此类久病亦可少佐涩而不滞之乌梅肉、焦山楂。若脾胃大伤、肾关不固之证，汤药不能取效者宜用丸药缓图而治，必须坚持2～3个月甚至更长时间观察，不能见症状好转就停药，否则徒劳无功。

这类患者每因房劳后或寒冷变化辄发，因此必须注意防寒保暖、适度天时、节制房事。病中纵情淫欲最易伤肾，肾阳不得充盈，正气难复。故调护对久泻的治疗和康复极为重要。

（三）疏肝止泻法

久泻患者，病情日久，忧心忡忡，肝气郁结，肝木侮土，可导致肝脾同病。临床常见证候有2种。

1.肝郁脾湿　症见肠鸣泄泻，精神抑郁，急躁易怒，随情志变异而泄泻明显，纳呆不饥，舌苔白腻，脉弦缓。可选逍遥散合平胃散化裁，前者疏肝解郁健脾，后者燥湿和胃健脾。大便稀薄、湿邪较盛者加薏苡仁、葛根淡渗生津；泻量多而频者则加猪苓汤兼以分利，但分利不宜太过，过则重伤阴液，必须在育阴基础上方能达到分利止泻的目的。

2.肝郁脾虚 此类肝郁，症同上型，唯脾虚证突出。如纳食减少、口淡乏味、脘痞腹胀、短气懒言、四肢倦怠、面色萎黄、便泄兼完谷不化，每因进油腻、生冷或不易消化的食物而泄泻加重，舌淡苔白，脉沉细弦。方选柴胡疏肝散合异功散，可加佛手、香附、乌药等顺气疏肝之品。若凡见肝郁表现，即投大量疏肝药，则会劫阴。临床经验：柴胡是疏肝佳品，但要用醋炒方疏而不劫正气，量以6g左右为宜。泄泻兼见阴血亏损之证，容易出现正虚邪恋，病情难愈。若证已见肝阴不足，切忌柴胡，可择用合欢花（皮）或素馨花等疏肝和胃。总之，令其肝脏安和，务求疏肝以健脾补虚止泻，疗效得以巩固。

（四）祛痰止泻法

形胖之体，痰湿居多，痰泻一证，临证易于忽略。每因阳虚，脾湿不升，胃郁不降，脾不能运化精微，以致痰饮内伏；加之感受风邪，风痰相搏，肺气郁闭，肺与大肠相为表里，肺失宣降则大肠传导功能失常。中焦痰滞，升降失常，凝津留湿而致泄泻。其证特点为平素多有咳嗽病史，遇寒辄发，咳声重浊，甚则日渐加剧，久泻面色晦暗，困倦嗜睡，大便黄褐清稀，排便速畅，口淡口腻，常泛恶欲呕，痰涎多，苔白滑腻，脉濡滑。治宜温中健脾，燥湿化痰。方选理中汤合平胃散，加入少许苦杏仁、紫苏叶、桂枝辛温宣通肺气，令肺与大肠表里相济，痰湿始有出路。取理中汤温运中焦，补益脾胃，防痰再生，方

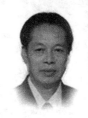

中干姜量大于参才能达到中寒去、脾阳运的目的；平胃散芳香，侧重燥湿健脾化痰，痰邪得除，湿邪自去，泄泻自止。

（五）化瘀止泻法

久泻，致瘀之因诸多。如久病湿热瘀积，气机失畅，累及脾胃，食积内停，气机受阻而致清浊不分，胃肠功能紊乱，病情日久，遂成瘀泻。叶天士有"初为气结在经，久则血伤入络"之说。一般各种病的发展规律，初病在经多实、久病在血在络多虚。久泻机体渐弱，邪入于络，正虚血瘀，症见泻下夹有黏液、腹痛固着、多有定处、面色晦暗或紫暗、舌暗红或有瘀点。关于瘀血致泻的治法，原则上先去其血、后调脾胃。临证时必须详细辨别致瘀之因，属湿热内阻致瘀者宜清热利湿通瘀法，选用膈下逐瘀汤合甘露消毒丹加减治之；由气机郁阻累及胃肠者，可用六郁丸合痛泻要方加减；食积中阻而致久泻者，以香砂六君子丸为主方，可加槟榔、枳实、大黄等消积和滞之品。总之，从瘀论治的目标则按《内经》所云："疏其血气，令其调达，而致和平。"

（六）食疗止泻法

久泻多因饮食不节，肠胃乃伤，身体日渐消瘦。不少患者遵"药补不如食补"之说，大进、急进、盲进鸡鸭鱼肉滋补腻滞之食品，速求康复。但事与愿违，不仅身体不健，反而泄泻加重、正气大伤。在病情缠绵、药物治疗效果不理想阶段，考虑饮食调治是必要的。凡是合理的饮食，都能促进病体的恢复。因此，医生指导患者饮食疗法

徐富业

极为重要。具体应根据患者身体寒、热、虚、实的不同，针对食品的寒、热、温、凉四性及辛、甘、酸、苦、咸五味以指导饮食。一般来说，辛辣食物多生热，生冷食物多生湿，热偏重者可食清凉水果类，湿偏重者少食糖果类甜食。不论患者属寒属热，都应限制粗糙纤维食物与刺激性食品以保护肠道功能，宜常食稀饭、细面条、面片等。根据具体症情，可给予具有收敛作用食物，如浓米汤、瘦肉汤、柠檬茶、酸牛奶等。如久泻阴虚湿困者，可进鸭肉薏苡仁粥（鸭肉100g、薏苡仁50g）；久泻脾胃虚弱夹湿热者，可选用薏苡仁土茯苓粥（土茯苓50g用纱布包好、大米150g、薏苡仁50g，同煮，米烂粥浓，去土茯苓吃粥）。食疗止泻法可单一运用，亦可与上述几法配合使用，效果更佳。

总之，久泻的临床特点为：病程日久，症状反复发作，证多由实转虚或虚实夹杂。运用上述六法，必须分清病在脾、在肾、在肝，是痰还是瘀。属虚者，不宜急于求成，应缓图而治；属实者，可遵"邪去则正安，不可畏攻而养病"的原则。

【案例】周某，女，26岁，2009年2月25日初诊。

2003年患者因饮食不节出现大便溏烂，日行2～3次，无黏液脓血，无明显腹痛，无胃脘疼痛、恶心、呕吐、呃逆及泛酸等症。曾在单位医务室治疗（具体不详）后好转，但症状持续。2年后，曾在柳州市某医院就诊，诊断为"直肠炎"，服用多种西药治疗（具体不详），症状无明显改善。2006年开始出现大便溏结不调，时或大便溏烂

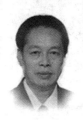

甚至呈水样便、日行数次、伴有便后不尽感，时或大便干结、数日1行，无黏液脓血，伴腹部隐痛，无发热、恶寒、恶心、呕吐、消瘦等症，一直未进行规律治疗。症状发作时自服诺氟沙星、保济丸、藿香正气液等药物，症状时作时止。1个月前上症复发加重，现为求中医治疗而来诊。就诊时见大便时溏时结，日行3次，有便后不尽感，无黏液脓血，腹部隐隐作痛，持续不减，夜寐不安，多梦、乏力，不欲饮食，舌质暗红，舌苔稍黄厚，脉细略弦。诊其为泄泻（慢性直肠炎），证属脾虚夹湿热型。治宜健脾祛湿，清热解毒。拟方胃肠合剂加减。处方：党参20g，白术10g，茯苓20g，陈皮6g，法半夏12g，广木香10g（后下），砂仁6g（后下），葛根20g，黄芩5g，黄连5g（打），神曲10g，甘草6g。水煎服，日1剂，连服7剂。

2009年3月4日二诊：精神稍好转，面色少华。诉服药后大便成形，隔日1行，已无便后不尽感，腹部隐痛较前缓解，时作时止，夜寐仍欠安宁，纳谷不馨，舌质暗红，舌苔稍黄厚，脉细略弦。守原方化裁。处方：党参20g，白术10g，茯苓20g，陈皮6g，法半夏12g，广木香10g（后下），砂仁6g（后下），葛根20g，黄芩5g，黄连5g（打），蒲公英20g，紫花地丁20g，鸡内金10g，甘草6g。水煎服，日1剂，连服7剂。

2009年3月11日三诊：面色如常，精神好转。服药后大便正常，每日1行，腹痛消失，食欲较前稍改善，睡眠仍欠宁、易醒，舌质暗红，舌苔薄黄，脉缓。处方：党参20g，白术10g，茯苓20g，陈皮6g，野菊花20g，合欢皮20g，合欢花6g，葛根20g，黄芩5g，黄连5g（打），神曲10g，甘草6g。水煎服，日1剂，连服7剂。

2009年3月18日四诊：面色如常，精神好转。服药后睡眠改善，大便软，无腹痛，食欲增进，舌质略暗红，舌苔薄黄，脉缓。守方化裁：党参20g，白术10g，茯苓20g，陈皮6g，法半夏12g，广木香10g（后下），砂仁6g（后下），葛根20g，黄芩5g，黄连5g（打），蒲公英20g，紫花地丁10g，野菊花10g，鸡内金10g，甘草6g。水煎服，日1剂，连服7剂。

按：慢性直肠炎是以直肠部慢性炎症改变为特征的一种常见疾病，主要表现为排便异常，如便秘、腹泻或便秘与腹泻交替出现，炎症明显时可有血便或脓血便、腹痛等症状。患者诊断符合以上特征。本病证多因感受外邪、内伤饮食情志及脏腑虚弱等，导致脾胃运化功能失调而致。本案辨治有三点应该注意：一是因患者饮食无规律，损伤脾胃，导致脾胃运化失健，传导失职，升降失调，水谷停为湿滞而发生泄泻；二是脾胃受损，则水湿内停，日久从阳化热，变为湿热之邪；三是本虚标实，故治疗上宜标本同治。治本宜健脾，治标宜清热祛湿，佐以安神。拟方胃肠合剂加减。方中香砂六君健脾理气祛湿；葛根芩连汤清泄里热、解肌散邪；加蒲公英、紫花地丁、野菊花等清热解毒。药到取效而病愈。

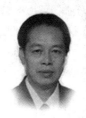

肝胆病

肝 着

肝之气血郁滞，着而不行，故称肝着。《金匮要略·五脏风寒积聚病脉证并治》云："肝着，其人常欲蹈其胸上。"《金匮要略心典·五脏风寒积聚病脉证并治》云："肝脏气血郁滞，着而不行，故名肝着。"临床主要表现为右胁痛、右胁下肿块，按之稍舒。西医学之慢性肝炎，包括慢性迁延性肝炎和慢性活动性肝炎，多归属本病。下面主要介绍病毒性肝炎中医治疗经验。

（一）肝的生理功能

肝居右胁部，是人体重要而且最大的脏器。其属性比拟为风木。风善行数变，为百病之长，木则喻其生机活泼、动态自然。其母属水，其子属火。水为阴，火为阳，而木介于水火之中，所以古人把肝称为阴尽阳生之脏，即肝居阴阳之中、水火之间，动静相合、阴阳相贯。肝胆皆属风木，皆通于春季升发的少阳之气。肝主疏泄，使气机流畅，又主藏血，司血之贮藏，因而肝以血为体，以气为用。气血乃生命活动之两种基本物质，均属肝脏的生理功能范畴。

肝脏生理活动的物质基础是肝阴与肝血，而生理功能的具体表现为肝阳和肝气。在正常情况下，肝阳肝气与肝阴肝血共同发挥肝脏的多种生理功能。《素问·六节藏象论》曰："肝者，罢极之本，魂之居也，其华在爪，其充在筋，以生血气，其味酸，其色苍，此为阳中之少阳，通于春气。"《素问·灵兰秘典论》曰："肝者，将军之官，谋虑出焉。"这些经典论述可谓是对肝脏生理功能的概括总结。然肝为刚脏，体阴用阳，有肝阴肝血易损易虚、肝阳肝气易动易亢之特性，在病理情况下容易发生阴血不足、阳气亢盛的现象。在各种致病因素的作用下，不但肝脏本身发生气血阴阳的变化，而且影响到其他脏腑，如乘胃、克脾、扰心、累肾等。

肝的功能主要是主藏血，主疏泄，主筋，其华在爪，开窍于目，又与胆相表里。肝作为五脏之一，有与其他四脏不同的生理特点。《素问·五脏别论》曰："所谓五脏者，藏精气而不泻也。"肝虽属脏，却有疏泄的功能，可调节血量，因此并非完全"藏而不泻"；胆虽属腑，与肝相表里，却内藏精汁，有代理肝权之能，并非完全"泻而不藏"。可见肝之性能与其他四脏相比确有特异之处。

（二）病毒性肝炎的病因病机

病毒性肝炎是因感染肝炎病毒所致的传染性疾病。在中医书籍中没有"肝炎"一词，可将之归属于"肝着"范畴。中医学认为，本病的发生与六淫、疫疠、情志、饮食、劳倦、痰饮、瘀血均有较密切的关系，而正气亏虚又是本病发生的内在因素。致病因素即邪气，是发病的外因；而精神状态、脏腑气血功能即正气，是发病的内因。

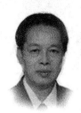

外因必须通过内因起作用。

本病是在风、寒、湿、火、疫疠、七情、饮食、劳倦、瘀血、痰饮等致病因素作用下，由于人体正气不足，无力抵邪而发病。湿热毒邪入侵后，若正盛邪微则可驱邪外出，临床上可不出现症状或临床表现轻微；若正盛邪实，临床多表现为实证，预后一般较好；若正虚邪恋，正邪呈相持状态，则病情迁延难愈，治疗颇费周折；若邪实正衰，如肝肾阳衰、气阴两竭，则病情危重，虽积极救治，但大多难以挽回；若正不胜邪，则相继出现脏腑气血功能失调，如肝脾不调、肝胃不和、气滞血瘀及阳虚、气虚、阴虚、血虚及气阴两虚等，最后可导致阴阳离绝。因此，在临床上辨证求因时，必须把正气放在首位。从西医学观点来看，机体的免疫能力、组织修复和机能代偿均属中医学"正气"范畴。而肝炎的发生，实际也就是肝炎病毒侵入人体，而人体的免疫功能又处于失调状态，即正气削弱，从而产生不同类型的病理变化。《素问·经脉别论》曰："勇者气行则已，怯者则着而为病也。"在正气不足的情况下，邪气才能侵入人体而致病，而邪气入侵后进一步损耗正气，临床上常表现为本虚标实、虚实夹杂的证候。人体正气的亏虚，主要表现在脏腑的气虚、血虚、阳虚、阴虚等方面。

（三）病毒性肝炎的治疗法则

中医治疗本病具有丰富的经验，其治疗法则沿用至今。如《内经》最早提出用"甘缓""辛散""酸泻"等法治肝；张仲景主张"见肝之病，知肝传脾，当先实脾"

的治肝原则，并创茵陈蒿汤、茵陈五苓散等方剂。中医是根据肝及其相关脏腑的生理，结合本病的病因病理来制定治疗原则的。

肝藏血，主人体血液的贮藏和调节。血液贵于贯通，不能有所瘀阻。肝主疏泄，肝分泌的胆汁，经胆和胆管输入肠中，帮助脾胃消化食物，故胆汁亦应通畅，不能有所阻塞。肝肾同源，维持正常的阴阳平衡，才能使肾水涵木，肝木旺盛，疏泄正常。气为血帅，肝气条达才能维持气血正常运行。脾胃运化亦赖肝的疏泄，运化失常则生湿、生痰、生水。

因此，肝炎的治疗原则应以治肝、脾、肾三脏为主，以治胆、胃、肠三腑为辅，抓住湿、热、痰、瘀不放，气畅血和勿忘。

1.治肝　以疏、清、养为法。

疏：疏肝、调肝、达肝诸法。方如逍遥散、柴胡疏肝散等。药如柴胡、青皮、香附、郁金之类。

清：清肝、泄肝、凉肝。方如龙胆泻肝汤之属。药如黄芩、龙胆草、牡丹皮、竹叶、连翘、茵陈、栀子等。

养：养肝、滋肝、柔肝、补肝。方如一贯煎、杞菊地黄丸等。药如生地黄、熟地黄、白芍、枸杞子、当归、玉竹、桑椹、女贞子、沙苑子。

2.治脾　着重于运、温、补。

运：包括醒脾、调脾、理脾。方如半夏泻心汤、平胃散等。药如藿香、佩兰、砂仁、豆蔻、云茯苓、枳实、苍术、制半夏、川黄连。

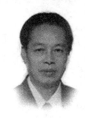

温：温补脾阳。方如理中汤、苓桂术甘汤。药如干姜、附子、乌药、生姜、桂枝、白术等。

补：包括健脾、和胃、健胃。方如四君子汤等。药如党参、白术、黄芪、山药、莲子等。

3.治肾　以温、滋为主。

温：包括温肾阳、补肾气。方如金匮肾气丸等。药如淫羊藿、仙茅、补骨脂、鹿角胶、肉桂、附子、干姜等。

滋：即滋养肾阴。方如六味地黄丸。药如熟地黄、山药、女贞子、覆盆子、黄精、山茱萸、五味子等。

4.治腑　六腑以通为用。肠、胆贵在疏通，根据病情利胆选茵陈、龙胆草等；通肠选生大黄、枳实、芒硝等。人以胃气为本，治胃重在"健"与"和"，药选谷麦芽、砂仁、豆蔻、苍术、白术、山药等。

5.治湿热　湿为本病之源，在治疗过程中，祛湿多是贯穿始终，包括化湿、利湿、祛湿、除湿、燥湿等。方如三仁汤、平胃散、六一散等。药如薏苡仁、滑石、佩兰、苍术、云茯苓等。湿邪郁久化热，热之渐为火。对于火邪，宜治以清热、泻火、解毒，方如龙胆泻肝汤，药如板蓝根、茵陈、黄连、黄芩、青黛、龙胆草、栀子等。

6.治痰瘀　痰瘀皆为肝脾肾功能失调、气血失和的病理产物。治痰包括化痰、豁痰、祛痰，方如二陈汤、温胆汤，药如橘红、法半夏、白芥子、瓜蒌、贝母等；治瘀包括活血、消痞、软坚、祛瘀、通络等，方如桃红四物汤、鳖甲煎丸、大黄䗪虫丸等，药如丹参、白芍、当归、王不留行、龟板、鳖甲、生牡蛎、玄参、䗪虫、橘络等。

7.治气血 气血贵在畅达。治气包括理气、调气、补气，方如逍遥散、木香顺气丸、四君汤等，药如枳壳、木香、川芎、川楝子、佛手、青皮、党参、黄芪；治血包括活血、凉血、止血、补血等，方如血府逐瘀汤、十灰散、四物汤等，药如桃仁、红花、白茅根、玄参、大蓟、小蓟、当归、丹参、阿胶、三七等。

上述治则是分而论之。其实，本病的病因病理错综复杂，与各脏腑的联系又是千丝万缕，且还有病邪的轻重、病势的急缓、病位的深浅、患者的老幼、患病的时间、患病的地域等诸多因素需要考虑，因而临床上还得辨证施治。综观本病的治法不下百余，然立法之意终不离以上所述之范畴。将其归纳为：清肝利胆法、清热化湿法、解郁化湿法、健脾祛湿法、温阳化湿法、化气行水法、温补脾肾法、疏肝健脾法、养肝补脾法、疏肝和胃法、解郁清热法、活血祛瘀法、豁痰化瘀法、滋养肝肾法、气血双补法、益气养阴法、清热解毒法、清营透热法。此外，肝昏迷之热入心包者用清心开窍法，肝昏迷之肝肾阳衰者用回阳醒神法。肝昏迷病情险恶，死亡率高，应早期预防。

【案例】李某，男，56岁，2006年5月24日初诊。

患者诉10余年前体检时即发现携带乙肝病毒，因肝功能正常而未服药治疗。今日检查乙肝两对半呈小三阳，肝功能ALT、AST偏高。自觉肝区胀，软困乏力，食欲尚佳，尿微黄，大便正常。现为求中医治疗而来诊。就诊时见：肝区胀，软困乏力，食欲尚佳，尿微黄，大便正常，舌质暗红有齿印，舌苔薄白，脉细弦。诊其为肝着（慢性

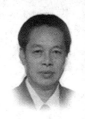

乙型肝炎），证属肝郁脾虚型。治宜疏肝健脾，清热祛湿。拟方五草汤（自拟方：鸡骨草、垂盆草、白花蛇舌草、龙胆草、败酱草）加减。处方：柴胡10g，白芍20g，枳壳10g，合欢花9g，苦参9g，胡黄连9g，赤芍20g，茯苓25g，鸡骨草15g，垂盆草20g，白花蛇舌草15g，蒲公英25g，郁金20g，五味子9g，甘草6g。水煎服，日1剂，连服7剂。

2006年6月2日二诊：症状改善，肝区胀减轻，舌质暗红有齿印，舌苔薄白，脉细弦。原方增减。处方：柴胡10g，白芍20g，枳壳10g，合欢花9g，苦参9g，胡黄连9g，赤芍20g，茯苓25g，垂盆草20g，蒲公英25g，郁金20g，五味子9g，鸡骨草25g，白术10g，甘草6g。水煎服，日1剂，连服14剂。

2006年6月16日三诊：乏力，尿黄，食欲正常，舌质略暗红，舌苔薄白，脉缓。处方：柴胡10g，白芍20g，枳壳10g，合欢花9g，苦参9g，绵马贯众10g，赤芍20g，茯苓25g，垂盆草20g，蒲公英25g，郁金20g，五味子9g，鸡骨草25g，白花蛇舌草15g，败酱草15g，白术10g，甘草6g。水煎服，日1剂，连服7剂。

2006年6月23日四诊：自觉无明显不适，睡眠尚宁，尿黄，舌质红，舌苔薄黄，脉略弦。处方：柴胡10g，白芍20g，枳壳10g，合欢花9g，苦参9g，胡黄连9g，赤芍20g，茯苓25g，鸡骨草15g，垂盆草20g，蒲公英25g，郁金20g，五味子9g，甘草6g，绵马贯众2包（冲服）。水煎服，日1剂，连服7剂。

按：肝着是由于肝脏气血郁滞，出现胸胁痞闷不舒，甚或胀痛，经过摸按后才觉得舒服，并喜欢热饮的病证。患者诊断符合以上特征。本案辨治有三点应该注意：一是因患者感受湿热疫毒之邪，蕴结肝胆，气机不畅，血行失畅而致。二是病变日久，导致肝郁脾虚。三是本虚标实，标本同治，治宜疏肝健脾、清热祛湿。方选五草汤加减治疗。方中柴胡、白芍、枳壳、合欢花、郁金疏肝理气；茯苓健运脾胃；胡黄连、赤芍清热祛湿；五味子、苦参、鸡骨草、垂盆草、蒲公英清热解毒；甘草调和诸药。诸药合用，药到取效。

黄　疸

黄疸是指以身、目、小便发黄为主要表现的病证。《素问·平人气象论》曰："溺黄赤安卧者，黄疸……目黄者曰黄疸。"《灵枢·论疾诊尺》曰："身痛而色微黄，齿垢黄，爪甲上黄，黄疸也。"《沈氏尊生书》云："又有天行疫疠，以致发黄者，俗谓之瘟黄，杀人最急。"本病证与西医学所说的黄疸意义相同，常见于急慢性肝炎、肝硬化、胆囊炎、胆结石以及其他引起黄疸的疾病。黄疸的治疗可以总结为以下几个主要法则。

（一）治黄先活血，血行黄易退

黄疸主要是湿热蕴于血分，病在血脉。所谓"瘀热发黄""瘀血发黄"，都说明黄疸是血分受病。故治黄必然要从治血入手，亦即在清热化湿解毒的基础上，加重活血

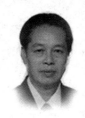

的药物。根据病邪对血分的影响，运用"热者寒之""客者除之""虚者补之"等方法进行治疗。

1.凉血活血　凉血针对血中有热，活血针对血中有瘀。要求凉血而不滞邪、活血而不泄气，使热邪得清、瘀结得散，以达到黄疸消退的目的。常用药物有生地黄、牡丹皮、赤芍、白茅根、小蓟等。

2.养血活血　湿热瘀滞百脉，血分受病，发为阳黄。热邪必然灼伤阴血，故血热兼虚者居多。故使用养血活血药，养血而不助热，活血而祛瘀滞。活血药物的主要功效为加速退黄，使肿大的肝脾回缩，祛瘀血即可生新血。常用药物有丹参、当归、益母草、白芍、泽兰、红花、郁金等。

3.温通血脉　血得寒则凝，湿从寒化，瘀阻血脉，发为阴黄。故用温阳通脉的药物，化散凝滞，温通百脉。常用药有附子、桂枝。

（二）治黄需解毒，毒解黄易除

湿热久羁或兼夹恶气疫毒外感时，均需加用解毒药物。常用解毒方法和药物有以下几种。

1.化湿解毒　湿在上焦，须用芳香化湿法。黄疸初期，邪居中上焦，用辛凉或芳香化湿的药物配合苦寒燥湿、清热解毒的药物，以清化或清解中上二焦的蕴毒。常用药物有薄荷、野菊花、藿香、佩兰、黄芩、黄连等。

2.凉血解毒　湿热内蕴，热盛于湿，湿毒互结，弥漫三焦，则当用凉血解毒药，以清解血中热毒。常用药有金银花、蒲公英、板蓝根、土茯苓、白茅根、紫草等。

3.通下解毒 湿热毒邪蕴结中下二焦，可通利大便以导邪外出。常用药有大黄、黄柏、败酱草等。

4.利湿解毒 湿热邪毒偏于中下焦，可通利小便以解毒，即所谓"治黄不利水，非其治也"。常用药物有金钱草、车前子、萹蓄、瞿麦、六一散等。

5.酸敛解毒 黄疸后期，正气耗伤，病邪易于漫散不羁，在清热祛邪和温化湿滞的基础上，辅以酸敛解毒药物，有利于黄疸消退。所谓"肝欲散……用辛补之，酸泻之"。常用药物有乌梅、五味子、五倍子等。

（三）治黄要治痰，痰化黄易散

痰阻血络，湿热瘀阻，则黄疸胶固难化，不易消退。所谓化痰，就是祛除胶结凝滞的湿热。痰滞得通，则瘀热易清，黄疸必然易于消退。化痰多与行气、活血、化瘀诸法配合使用。常用药物有苦杏仁、橘红、陈皮、莱菔子、瓜蒌、半夏、川贝母等。

治疗黄疸病证要想取得理想的效果，以上三条法则应该掌握并能灵活运用。

【案例】陈某，男，38岁，2005年8月24日初诊。

患者诉1992年婚检时发现"HBV感染"，当时查乙肝两对半为"大三阳"，曾在我院予干扰素注射治疗3个月后转为"小三阳"，肝功能正常。此后每年复查肝功能均正常，无特殊不适，一直未予特别治疗。1周前曾较大量饮酒，每天约半斤白酒，5天后觉乏力、食欲不振、厌油腻，之后曾做较剧烈运动，自觉力不从心，并有低热。考虑为"上呼吸道感染"，在我院门诊输注阿奇霉素3天。昨日发

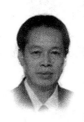

现目黄、身黄，检查发现肝功能明显异常。现为求进一步治疗而来诊。就诊时见乏力，纳差，食欲不振，厌油腻，低热，目黄，身黄，小便黄少，睡眠欠佳，大便正常，舌质暗红，舌苔黄厚腻，脉弦缓。诊其为黄疸——阳黄（病毒性肝炎 乙型 慢性 重度），证属湿重于热型。治宜清热解毒，利湿退黄。拟方茵陈蒿汤加减。处方：茵陈30g，大黄10g，龙胆草10g，栀子12g，柴胡9g，泽泻15g，黄芩12g，半夏15g，车前子15g（包煎），防己9g，虎杖30g，田基黄30g，鸡骨草30g，甘草5g。水煎服，日1剂，连服5剂。

2005年8月29日二诊：面色少华，精神欠佳，服药后症状改善。上方化裁。处方：茵陈30g，大黄10g，龙胆草10g，栀子12g，柴胡9g，泽泻15g，黄芩12g，半夏15g，车前子15g（包煎），防己9g，虎杖30g，田基黄30g，鸡骨草30g，厚朴10g，枳实10g，甘草5g。水煎服，日1剂，连服5剂。

2005年9月4日三诊：面色少华，精神转佳，服药后自觉无明显不适，尿黄，食欲正常，舌质略暗红，舌苔薄白，脉缓。处方：龙胆草10g，栀子12g，柴胡9g，泽泻15g，黄芩12g，半夏15g，车前子15g（包煎），防己9g，茵陈30g，大黄10g，虎杖30g，田基黄30g，鸡骨草30g，甘草5g。水煎服，日1剂，连服4剂。

2005年9月8日四诊：面色有泽，精神佳，服药后自觉无明显不适，睡眠尚宁，尿黄，舌质红，舌苔薄黄，脉略弦。处方：龙胆草10g，栀子12g，黄芩12g，半夏15g，车前子15g（包煎），茵陈30g，大黄10g，虎杖30g，田基黄

徐富业

30g，鸡骨草30g，赤芍25g，藿香12g，泽泻15g，王不留行12g，甘草5g。水煎服，日1剂，连服7剂。

按：《伤寒论·辨阳明病脉证并治》曰："阳明病……小便不利，渴引水浆者，此为瘀热在里，身必发黄，茵陈蒿汤主之。"本案辨治有三点应该注意：一是因患者感受湿热疫毒之邪，又大量饮酒，肝胆气机瘀滞，脉络失和，疏泄不利，胆汁外溢，发为黄疸；二是湿热内蕴，湿重于热；三是标实症状明显，故治疗上宜急则治其标，治宜清热解毒、利湿退黄。拟方茵陈蒿汤加减治疗。方中茵陈、田基黄、龙胆草、鸡骨草、大黄、黄芩、半夏、柴胡、甘草利湿退黄；泽泻、车前子、栀子、防己利水，使湿热之邪随小便而出；鸡骨草、虎杖清热解毒。诸药合用，药到取效。

胁　痛

胁痛，是指以胁肋部疼痛为主要临床表现的病证。《素问·脏气法时论》曰："肝病者，两胁下痛引少腹，令人善怒。"《灵枢·五邪》曰："邪在肝，则两胁中痛。"胁痛常见于西医学的肝炎病中，是其最主要的症状之一。胁痛症状的消失与否是肝炎患者认同治疗效果的一个重要依据，特别是一些慢性肝炎患者对其注重的程度更加突出。根据引起胁痛的病因和病理实质，对肝炎表现出的胁痛概括为以下几点。

（一）肝气郁结，气机阻络致胁痛

由于情志不遂，肝气郁结而引起。疼痛特点是：两胁

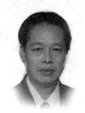

胀痛或串痛无定处，伴胸满闷，以长叹为快，每因情绪变化加重或缓解，女子可有经期乳房胀痛和月经不调，舌苔薄白，脉弦。治宜疏肝解郁，理气止痛。首选方剂为柴胡疏肝散。常用药物为柴胡、香附、青皮、川楝子、乌药、佛手、素馨花等。

（二）肝郁血滞，瘀血阻络致胁痛

由于肝病日久，气病及血，血行瘀阻，瘀血凝聚而成癥瘕痞块。疼痛特点是：痛有定处，刺痛不移，入夜尤甚，拒按，伴胸胁胀痛、肝脾肿大，可见肝掌、蜘蛛痣，舌质紫暗或有瘀斑，脉细涩。治当行气活血，化瘀止痛。常用药物有泽兰、益母草、红花、桃红、延胡索、丹参、王不留行、赤芍、牡丹皮等。

（三）湿热蕴结，肝胆失疏致胁痛

由于湿热蕴结肝胆，以致肝胆失疏，经络阻滞。疼痛特点是：胀痛为主，触痛明显，肝脾肿大或兼灼痛，伴胸胁胀满、发热口苦、纳呆厌油、恶心呕吐，大便不爽，小便黄赤，苔黄或腻，脉弦滑或数。治当清利湿热，疏肝止痛。选用茵陈汤、茵陈五苓散加减。常用药物有茵陈、蒲公英、金银花、黄芩、黄连、龙胆草、金钱草、鸡骨草等。

（四）湿热凝痰，痰阻血络而致胁痛

由于湿热蕴久而成痰，痰阻血络，血失流畅而引起。疼痛特点是：以刺痛为主，痛有定处，伴有沉重感、形体肥胖、胸胁满闷、纳食不甘、乏力、嗜睡、咳吐少痰、肝脾肿大，舌体胖有齿印，苔白，脉弦滑。治当活血化瘀，

徐富业

软坚通络，散结止痛。常用药物有橘红、郁金、鸡内金、苦杏仁、陈皮、半夏、鳖甲等。

（五）肝肾阴虚，肝阴不足而致胁痛

由于肝肾阴虚，虚火内生而引起。疼痛特点是：两胁隐痛，伴腰酸膝软、两目干涩、五心烦热、潮热盗汗、口燥咽干，舌红少津，脉沉细无力。治当滋养肝肾，缓急止痛。首选方剂为一贯煎。常用药物有太子参、沙参、麦冬、石斛、玉竹、枸杞子、女贞子、生地黄等。

（六）肝血不足，血不养肝而致胁痛

由于肝血不足，肝体失养而引起。疼痛特点是：右胁隐痛，女子行经和劳累可加重，伴有心悸、失眠、头晕、耳鸣、面色㿠白、肢体麻木，舌质淡，脉沉细。治当养血柔肝止痛。以四物汤加味化裁。常用药有当归、鸡血藤、熟地黄、白芍、川芎等。

【案例】李某，男，36岁，2005年6月30日初诊。

患者自诉2年前无明显诱因下出现右上腹胀痛，呈持续性、口苦、口干，偶有泛酸，纳食稍差。曾在当地医院治疗，长期服用中药（具体药物不详），症状无明显缓解，时有反复。2周前因劳累等原因而致上症加重，今为求进一步治疗而来诊。就诊时见右上腹胀痛，呈持续性，无明显放射性痛，偶有泛酸、口苦、口干，纳食稍差，无发热、恶心、呕吐、腹泻、黏液脓血便等症，小便正常，体重无明显下降，舌质暗红，舌苔黄腻，有剥脱，脉弦紧。四诊合参，属中医学"胁痛"范畴，证属肝胆湿热。治宜疏肝利胆，清热利湿。处方：柴胡10g，郁金10g，延胡索10g，

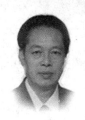

川楝子10g，制半夏8g，竹茹15g，黄芩10g，黄连5g，栀子10g，白芍15g，陈皮5g，甘草2g。水煎服，日1剂，连服4剂。

2005年7月4日二诊：面色少华，精神欠佳，服药后症状有所改善，右上腹胀痛、口苦、口干稍减轻，偶有泛酸，纳食稍差，小便正常。守方化裁。处方：柴胡10g，郁金10g，延胡索10g，川楝子10g，制半夏8g，竹茹15g，黄芩10g，黄连5g，栀子10g，白芍15g，陈皮5g，甘草2g，枳实10g，素馨花15g。水煎服，日1剂，连服5剂。

2005年7月9日三诊：面色少华，精神转佳，服药后右上腹胀痛、口苦减轻，口干不明显，纳食稍差，小便正常，舌质略暗红，舌苔薄黄，脉缓。处方：柴胡10g，郁金10g，延胡索10g，川楝子10g，制半夏8g，竹茹15g，黄芩10g，黄连5g，栀子10g，白芍15g，陈皮5g，甘草2g，枳实10g，素馨花15g，山楂10g，神曲9g。水煎服，日1剂，连服6剂。

2005年7月15日四诊：面色有泽，精神佳，服药后自觉右上腹胀痛减轻，口苦不明显，纳食稍差，小便正常，舌质红，舌苔薄黄，脉略弦。处方：柴胡10g，郁金10g，延胡索10g，川楝子10g，制半夏8g，竹茹15g，黄芩10g，黄连5g，栀子10g，白芍15g，陈皮5g，甘草2g，枳实10g，素馨花15g，山楂10g，神曲9g，芦根20g，蒲公英20g。水煎服，日1剂，连服7剂。

按：《素问·缪刺论》有言："邪客于足少阳之络，令人胁痛不得息。"《证治汇补·胁痛》指出："至于湿热

73

郁火……间亦有之。"本案辨治有三点应该注意:一是因患者感受湿热疫毒之邪,湿热蕴结,肝胆失疏泄条达,发为胁痛;二是病变日久,肝胆同病;三是急则治其标,治宜疏肝利胆,清热利湿。自拟方中柴胡、郁金、延胡索、川楝子疏利肝胆,解郁止痛;白芍柔肝缓急止痛;黄芩、黄连、栀子清热利湿解毒;制半夏、陈皮、竹茹降逆制酸止呕;甘草调和诸药。诸药合用,药到取效。

鼓　胀

鼓胀为临床常见的难治性病证,治疗颇为棘手。我国古代就将其列为"风、痨、鼓、膈"四大顽症之一。中医学对鼓胀成因早有认识:《内经》认为是"浊气"所致,《诸病源候论》认为与感染"水毒"有关。古人的认识与当今感染"病毒"致病的认识基本一致,即因感染病毒、饮酒过度、饮食不节及其他疾病转变而致。其主要病机是肝、脾、肾功能失调,气滞,血瘀,水停。

西医学肝硬化腹水可按鼓胀辨治。西医学认为,肝硬化腹水主要是由于肝脏受到严重损害,肝血循环障碍,门静脉高压及低蛋白血症所引起。

根据50多年对肝硬化腹水的诊疗实践和研究,徐老认为本病的病理实质是本虚标实,虚实夹杂互见。主要病机是气虚血瘀。气为血帅,气虚则血无以行,血行不畅而滞留经气,气血涩滞不行则水湿难化。由于肝、脾、肾三脏受病,气、血、水等瘀积于内,清浊相混,发为鼓胀。

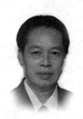

其结合西医学对肝硬化腹水形成机制的认识，认为益气扶正、活血化瘀、改善肝血循环是本病的治疗大法，自创以益气健脾为主、化瘀利水为辅的"芪莪饮"（药物组成：黄芪、白术、莪术、泽兰、丹参、猪苓、车前子）为基本方。

本病表现为本虚标实，其虚乃正气虚极，其实乃由虚致实。故"芪莪饮"中重用益气代表药物黄芪作为君药，使之气足则血行水化。现代药理研究证实黄芪能明显提高机体免疫力、促进细胞增殖、促进血液循环，并具有明显的利尿作用。用白术固护脾胃，健脾益气，增强黄芪的益气作用，取义于"见肝之病，知肝传脾，当先实脾"之旨。肝硬化之病已犯及血分，气虚血瘀，肝血循环障碍，肝脉受损，肝络不通，故采用莪术、泽兰、丹参以活血化瘀，疏通血脉，抗肝纤维化。猪苓淡渗利湿，利水消肿，同时有提高免疫功能的作用；车前子温阳化气利水，两药均利水而不伤阴。诸药合用，共奏益气健脾、化瘀利水之效。

肝硬化腹水病情复杂，硬化的肝脏代谢解毒的功能已明显减弱，而绝大部分治疗药物（包括中药）必须经过肝脏代谢，加之肝硬化的治疗周期又比较长，为了减少肝脏的负担、减少药物的不良反应、增强疗效，治疗所用药物不宜过多过杂，同时应充分运用"动静并治"之法。以"芪莪饮"的组方为例，药仅数味，动静并用。肝以血为体，主静；肝以气为用，主动。故用黄芪、白术益气生血，顾其肝体；用活血、渗湿之品伴气而行，水气、血瘀渐消。如此动静结合，用药精当，效多益彰。同时，徐老

徐富业

主张要慎用攻逐。因"肝为刚脏，非柔润不能调和也"；肝以血为体，宜藏宜养，攻逐太过，易耗伤肝血肝体，造成阴伤。

徐老应用"芪莪饮"作为基本方进行辨证加减治疗肝硬化腹水。若湿热蕴结，加"退黄要药"茵陈，加蒲公英清热解毒、利湿，两药合用，使湿热从小便而去；若寒湿中阻，加大白术用量，加附子温肾健脾和胃增进食欲；脾肾阳虚，加附子、干姜温补脾肾，祛寒散邪；肝肾阴虚，加山茱萸，补肝肾之阴而达到养肝血的目的，加枸杞子、生地黄益肝柔肝，三药合用，滋阴养血生津，适用于肝硬化腹水或重型肝炎的恢复期。总之，"芪莪饮"组方之意，既能益气培土利水又不致耗伤气阴，耐心久服，每每获效。

【案例1】韦某，男，50岁，住院号：8432，1984年5月11日就诊入院。

患者西医诊为"肝硬化腹水"，曾住院数次。每次腹水基本消退出院。现第4次入院治疗。诊见：神疲乏力，面色苍黄，腹部膨胀如鼓，食欲不振，胸脘痞闷，进食后较甚，小便不利，量少色浑，双下肢浮肿，按之凹陷，弹性极差，舌苔暗红，苔黄厚腻，脉弦滑。脉症合参，辨为本虚标实鼓胀病。治宜调肝理脾，攻补并治。处方：黄芪20g，牵牛子10g，泽兰15g，茯苓皮25g，大腹皮20g，郁金15g，槟榔6g，鸡血藤50g，车前子15g（包煎），猪苓20g，赤芍20g，白芍15g，莪术10g，丝瓜络10g，牛膝15g。日进1剂，连服7剂。

1984年5月19日二诊：服药1周，小便通畅，量多，无尿

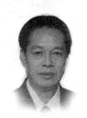

痛，腹胀日渐减轻，纳谷有味，食量增加，舌苔退薄，脉沉缓。考虑水积已久，积久必瘀，故添加鳖甲25g（先煎）、龟板25g（先煎）、鸡内金15g。每日水煎1剂，连服5剂。

1984年5月24日三诊：药已明显奏效，腹胀全消，体重减轻4公斤，形体变得消瘦。此乃阴邪浊水已除，应培根固本，宜健脾益气、养血柔肝、软坚消积为原则。方选陈夏六君子汤化裁。处方：党参25g，白术12g，茯苓25g，白芍15g，赤芍15g，陈皮9g，法半夏10g，鸡内金10g，鳖甲20g（先煎），煅牡蛎30g（先煎），丹参15g，合欢皮9g。调治3个月，复常。10年后随访，患者一切如常。

按：缘患者辨为鼓胀病，病情迁延日久，病属虚实夹杂，本虚标实，故当补消结合。临床所见，此类病证，若先攻后补，往往攻则伤正，正气难复，肝昏迷多见；若纯用滋补，滋腻太过，脾胃受伤，脾运失司，腹水再生，水气上逆凌心，心脏不安。邪水郁聚，尿少或无尿，呕哕尿味，尿毒症形成，诸医难治。本案曾每次利尿腹水消退而复发如故，亦可能因纯攻水，忽略固本。凡攻逐利水必伤正气，故此类患者应选用攻补并进。选用黄芪、鸡血藤、赤芍、白芍、莪术，益气补血活血祛瘀。在益气前提下，选用牵牛子配泽兰、猪苓、车前子攻逐水邪；鸡内金、茯苓皮健脾消水；少佐郁金、槟榔理气行气解郁；以丝瓜络行血通脉，使肝络通畅。全方寓补于攻，攻补合璧，不致闭门留寇。治疗后期，虽无腹水，但人体正气大伤，以陈夏六君子汤调治数月，使其脾气得旺，肝血得养，气机畅通，脏腑得复。

77

【案例2】黄某，女，42岁，2004年4月12号初诊。

患者反复右胁隐痛、刺痛5年。于1998年发病，当时查乙肝两对半呈"小三阳"，肝功能严重损害。1999年春出现腹部胀满，尿少，肠鸣，大便溏烂，纳呆，体倦乏力，夜寐不宁，常觉头晕、耳鸣。B超检查提示：肝硬化腹水。西医诊断为"慢性乙型肝炎，肝硬化腹水"。曾多次到某医院住院治疗，经打针、服药（药物不详），腹水渐消，好转出院。每次出院不足1个月，腹部又继续肿大，腹水再生。2004年4月12日经朋友介绍特来找徐老诊治。诊见：精神抑郁，面色晦黑，腹胀大，尿少，纳呆，体倦乏力，头晕，耳鸣，便溏，舌质紫暗，苔黄稍厚，脉沉细缓、重按无力。实验室检查：ALT 150U/L，AST 105U/L，GGT 80U/L，黄疸指数15IU，间接胆红素、总胆汁酸略偏高。乙肝两对半提示"小三阳"，HBV-DNA $2.9×10^4$拷贝/mL。辨为鼓胀，肝郁脾虚、肾虚夹瘀证。予以益气健脾、补肾行气祛瘀法论治。处方：党参15g，黄芪20g，白术12g，茯苓25g，枸杞子15g，陈皮9g，淫羊藿10g，补骨脂10g，鳖甲20g（先煎），大腹皮15g，猪苓20g，泽兰10g，赤芍20g，大枣15g。水煎服，日1剂。治疗期间，随证加减合欢花、丹参、车前子、垂盆草、半枝莲、龟板、莪术、山茱萸、麦芽、山楂等药物。

2004年10月14日：查HBV-DNA（-），肝功能各项转氨酶均正常，黄疸指数8IU，总胆汁酸14.1μmol/L，间接胆红素12.4μmol/L。B超提示：慢性乙型肝炎，肝硬化（早期），无腹水。

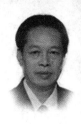

2005年8月17日：查HBV-DNA＜1×10³拷贝/mL，乙肝两对半：HBsAg（＋）、抗-HBC（＋）、余项（－），肝功能各项正常。

2006年1月16日：复查肝功能仍正常，HBV-DNA＜1×10³拷贝/mL。B超提示肝轻度纤维化。面色红润，食欲正常，睡眠安宁，尿量正常，舌质红，苔薄黄，脉趋和缓有力。随访至今，病情无复发，患者欢乐度日。

按：此案由慢性乙型肝炎迁延日久，遂成肝硬化并腹水，屡医无效。本案具有胁痛、情志抑郁等肝气郁结症状，兼见纳呆、口淡、腹部胀、便溏、乏力等脾虚症状，兼有头晕、耳鸣等肾虚症状，诊察有面色晦暗、舌紫暗等血瘀表现。四诊合参，定为肝郁脾虚、肾虚夹瘀证。肝主疏泄，肝气郁结则疏泄失常，影响脾胃运化；脾虚生湿，停聚腹部；肾主水，肾虚水气内盛。所及肝、脾、肾三脏，症情复杂，虚实互见。拟方重用党参、白术、茯苓、黄芪健运脾胃之气，以促其升降之机、消化吸收之力；少佐合欢花、陈皮柔肝理气；辅用淫羊藿、补骨脂、鳖甲补肾软坚化结；适加泽兰、赤芍活血通络；兼用猪苓、大腹皮行气利水。诸药构建补而不腻、疏而不过、活而不虚的动静均衡总体，故疾病日渐向愈转归，疗效满意。此案亦说明肝硬化有逆转生机。

【案例3】彭某，女，51岁，2003年7月6号初诊。

患者诉1980年体检时发现HBsAg（＋），无目黄、身黄、发热、腹痛等，此后一直服用各种护肝药物（具体不详），未定期复查。10个月前开始出现腹胀，进食减少，双下肢浮肿，尿量稍有减少，无发热、腹痛、呕吐、黑便、胸闷等。到当地医院检查，肝功能化验结果异常，肝胆B超提示肝大、脾大、脾静脉扩张、胆囊积液。诊断为"肝硬化"。予大黄䗪虫丸等治疗后好转，但症状反复发作。现为进一步诊疗，遂来本院就诊并收入院。此次病后精神稍差，腹胀，双下肢浮肿，纳食减少，寐可，尿量稍有减少，无发热、腹痛、呕吐、黑便、胸闷等，舌质红，舌苔白腻，脉弦。诊其为鼓胀（乙肝后肝硬化失代偿期），证属肝郁脾虚型。治宜疏肝健脾，行气利水。拟方木香顺气散加减：柴胡12g，陈皮10g，枳壳10g，香附9g，川芎9g，白芍15g，茯苓20g，泽泻15g，黄芩12g，猪苓20g，甘草6g。水煎服，日1剂，连服7剂。

2003年7月13日二诊：服药后症状改善，肝区胀减轻。原方增减。处方：柴胡12g，陈皮10g，枳壳10g，大黄10g，栀子10g，白芍15g，茯苓20g，泽泻15g，黄芩12g，猪苓20g，茵陈20g，甘草6g。水煎服，日1剂，连服7剂。

2003年7月20日三诊：面色有泽，精神佳。服药后无明显不适，症状好转，舌质略暗红，舌苔薄白，脉弦数。处方：柴胡12g，陈皮10g，枳壳10g，大黄10g，栀子10g，白芍15g，茯苓20g，泽泻15g，黄芩12g，猪苓20g，茵陈20g，桃仁20g，红花15g，丹参30g，赤芍20g，郁金15g，川楝子10g，五灵脂15g，鳖甲15g（先煎），甘草6g。水煎服，日1剂，连服7剂。

按：乙肝后肝硬化（失代偿期）是乙肝病毒引起的肝脏慢性、进行性、弥漫性病变的一种常见疾病，表现为乏

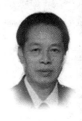

力、食欲减退、腹胀，甚则腹水、浮肿等症状。患者诊断符合以上特征。《兰室秘藏·诸腹胀大皆属于热论》曰："太阴所至为中满，太阴所至为蓄满。诸湿肿满，皆属脾土。《论》云：脾乃阴中之太阴，同湿土之化。脾湿有余，腹满食不化……故云脏寒生满病。"本病证多因酒食不节，情志所伤，感染血吸虫，劳欲过度，以及黄疸、积聚失治，加之肝脾肾功能失调，气血水瘀积于腹内而成。本案辨治有三点应该注意：一是因患者肝病失治，肝气犯脾，日久肝脾俱伤，气血凝滞，脉络瘀阻，升降失常，进而病损及肾，开阖不利，水浊渐积渐多，终至水不得泄，气血水互结，遂成鼓胀。二是脾胃虚弱，水浊内蕴。三是本虚标实，宜标本同治，治本宜健脾，治标宜疏肝行气、利水。予木香顺气散治疗。方中柴胡疏肝；陈皮理气健脾，燥湿，利水通便；茯苓利水渗湿，健脾；香附理气解郁；枳壳利气消胀；川芎活血行气，祛风止痛；白芍养血柔肝；泽泻利小便，清湿热；猪苓利水渗湿；黄芩清热燥湿，泻火解毒；甘草调和诸药。药到而病减。

肾系病

淋　证

（一）热淋

西医学之肾盂肾炎从临床表现来看，归属于中医学的

81

热淋范畴。急性者失治或误治，往往迁延成慢性。一般来说，急性者易治，慢性者较为难治。

1.对于病因病机的看法　西医学认为，肾盂肾炎是由多种细菌引起的泌尿系炎性改变。中医学认为，淋证多因湿热所致。当然，中医与西医所说的"因"是不同的。临床上急性期多表现为湿热实证，其湿热的产生，大体上与几种因素有关：一是多食辛辣油炸燥热之品或嗜酒太过；二是多因炎热天气，日晒雨淋，湿热邪毒乘虚侵入；三是心经有热，心火移热于小肠；四是肝郁化火或气滞不宣，气火交蒸。总而言之，淋证初起，多与"热"有关。《丹溪心法·淋》指出："淋有五，皆属乎热。"这一论述与当今临床所见是一致的。病变部位主要在膀胱。其病因病理在于湿热蕴结，膀胱气化失权。正如《素问·灵兰秘典论》说："膀胱者，州都之官，津液藏焉，气化则能出矣。"人是一个整体，脏与脏、腑与腑之间关系密切。一脏或一腑之变，往往影响其他脏腑。故《诸病源候论·热淋候》说："热淋者，三焦有热，气搏于肾，流入于胞而成淋也。"慢性期多由于久淋缠绵、湿热耗伤正气，或因疲劳过度、湿热邪毒重袭，因而脾肾亏虚或肝肾阴虚。肾与膀胱互为表里，膀胱得病可累及肾脏，反过来说，肾虚则影响膀胱气化，同样导致淋证，如《诸病源候论·诸淋候》所说："诸淋者，由肾虚膀胱热故也……肾虚则小便数，膀胱热则水下涩。数而且涩，则淋沥不宣，故谓之为淋。"慢性期多由实证转为虚证，是为一般规律之外，还与患者内在的脾肾亏虚有关。慢性者急性发作，出现小便

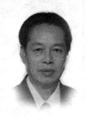

不爽、溺短黄刺痛、腰痛、纳差等症加重。此时即在脾肾亏虚的基础上，兼见下焦湿热。故慢性期多属虚中夹实证。

2.对于辨证施治的认识　肾盂肾炎临床表现较复杂，以小便不爽、尿道刺痛为主症。《金匮要略·消渴小便利淋病脉证并治》论述："淋之为病，小便如粟状，小腹弦急，痛引脐中。"临床上分为急性期与慢性期论治。

急性期为湿热内蕴、下焦湿热型。诊断要点：小便频数短涩，滴沥刺痛，痛引腰腹，或兼见恶寒发热，舌质红，苔黄腻或白腻，脉弦滑或弦数。西医进行尿检则有大量脓细胞或白细胞，尿培养有细菌生长。治疗：以清热解毒利湿为法。前人多使用草薢分清饮、小蓟饮子、八正散之类，徐老在临床中拟方金蒲饮治疗。药物组成：金银花20～30g，蒲公英20～30g，滑石24～30g，甘草6g。此方并非古方，详辨四味，由两组药物组成：一是滑石与甘草，名曰"六一散"，滑石味淡性寒、质重而滑，淡能利湿，寒能清热，滑能利窍；少佐甘草和中，且调和滑石寒滑太过。二是蒲公英一味，《医学衷中参西录》名曰"蒲公英汤"，为清热解毒之良剂。另有金银花与甘草两味，专攻热毒、解浊邪。四味药合用，有清热解毒利湿功效。临证加减：如发热而热势较甚者加柴胡、黄芩；尿浑浊、脓细胞较多者，选用黄柏、野菊花、石韦；尿血较多者，加墨旱莲、白茅根、琥珀；下腹部拘急胀痛者加青皮或香附；此型有时也兼见湿困脾胃，症见胸脘痞闷、恶心呕吐、口渴不欲饮者，加薏苡仁、陈皮、竹茹等。徐老常用金蒲饮随证加减，所治病例效果均满意。

慢性肾盂肾炎，中医认为多属正气已受损、邪仍实的虚中夹实的临床表现。故治疗不仅是清热利湿，更重要的是针对脏腑的虚象补其不足，辅以驱邪毒。方法视其症状决定先扶正后祛邪，或先祛邪后扶正均可。临床中，可将慢性期归纳为两种类型进行治疗。

（1）脾肾两虚、下焦湿热型　主要表现为疲倦，纳差，脘腹胀闷，腰痛，尿频浑浊，舌淡苔黄，脉沉细。治则：健脾补肾，佐以清热利湿。处方：常用金蒲饮合胃苓汤化裁。此型虽见两脏虚证，但实际上往往不是两脏虚证并重，故健脾或补肾应有所侧重。

（2）肝肾阴虚、下焦湿热型　主要表现为低热，盗汗或无汗，头晕，腰酸痛，尿频短黄，尿痛，苔薄黄或少苔，脉沉细数。治则：滋阴清热为主，兼以解毒利湿。一般用六味地黄丸或知柏八味丸。常用二至丸合金蒲饮获得较好的效果。下焦积热日久不愈，以致阴虚发热、脉细弦数者，加地骨皮、牡丹皮清泄血中之热；病久肝郁化火或气滞不宣、气火郁于下焦，影响膀胱气化，小便艰涩而痛者，加柴胡、青皮、香附以达到疏其肝气、行下焦之气血而通利水道。疏肝行气止痛药会耗气伤阴，药量切勿过大。

3.对于提高疗效的几点体会

（1）连贯用药　用药连贯性是重要的措施。据所治患者的经验，有不坚持治疗而成慢性者。故用药必须至症状完全消失方可停药。如果只见某些症状好转就停药，病根

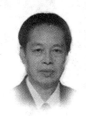

未除，疾病容易复发，会给患者带来痛苦。

（2）适当增大药量　对于久治不愈者，药量适当增大是重要的手段。因为长期服药，产生耐药性，故小剂量达不到驱邪的目的。徐老使用蒲公英，多是破格药量，重达60～90g。但此药苦寒易伐胃，大量使用时，更有必要配入健脾之药。人以胃气为本，始终照顾脾胃，病情易于恢复，如果长期无度投清热解毒苦寒伤及胃气之品，病机难以归正。临床验证，不忘脾胃生化之源，效多益彰。

（3）"实则泻之，虚则补之"　上述所说三种类型，均有不同程度的热毒表现。急性期多属实证，应着重驱邪，以清热解毒利湿为主，不宜滋补。正如《证治汇补》所说："热得补而愈盛。"故古人"治淋忌补"之说是有道理的，切记此理。慢性期多属虚证或虚中夹实证，如脾肾两虚型，宜健脾补肾。但在什么情况下健脾、什么情况下补肾，就需详细审因论治。清代王旭高提出"久病虚羸，胸无痞满者，宜补肾；胸有痞满者，宜补脾"的观点，在临床中是可取的。

（4）辨证论治　辨证论治是中医治病的关键。在临床中，使用一方一病治疗，其结果往往不如运用辨证奏效，甚至罔效，有时还可能加重病情的发展。

【案例1】魏某，男，41岁，住院号：4166。

患者诉恶寒发热、尿频、尿痛3天，于1976年8月3日入院治疗。西医诊为"急性肾盂肾炎"。经用青霉素、链霉素、呋喃坦啶治疗10余天，病情如故，改用庆大霉素治疗8天，自觉症状以及尿检无明显变化，再用氯霉素数天亦未见效。患者要求转中医科治疗。症见：小溲色黄，排尿灼热刺痛，腰痛，舌质红，苔黄腻，脉数略滑。根据其脉症，拟诊为湿热内蕴、下焦湿热。予以清热解毒利湿治疗。投金蒲饮加墨旱莲、白茅根共8剂，尿色变清，排尿通畅，脉趋和缓，诸恙悉除，多次尿检正常，痊愈出院。

按：本例为湿热下注膀胱，患者形体尚实，病程亦短，虽有腰痛未见虚象，故投大剂量清热解毒利湿之剂，效果甚捷。

【案例2】陈某，女，38岁，住院号：1144。

患者诉反复尿频、尿痛、腰痛、纳差2年余。1971年6月中旬出现尿黄、溺后脐下腹部拘急疼痛，当时治疗症状消失，此后遇劳感觉腰痛，常服寒凉药物，继之食欲日减。1974年3月初，上述症状复发，3月17日西医诊断为"慢性肾盂肾炎急性发作"，收住院。入院时症见：小腹与胃脘部疼痛，尿黄浑浊，腰痛，疲乏，纳差，便溏，舌质淡红，苔黄略厚，脉沉无力。尿培养有大肠杆菌生长。曾用庆大霉素等多种抗生素以及配合滋阴补肾中药连续治疗1个半月，无明显效果。因此停用西药，拟健运脾胃为主，兼以清热解毒。运用胃苓汤合金蒲饮增减，方中去桂枝，白术易苍术，随证加用党参、鸡内金、女贞子、山茱萸等。经用治疗1个多月，尿检正常，2次尿培养阴性，病遂告愈。2年之后，随访无复发。

按：本例患者得病之后，常服凉药，损伤胃气。进院之后，诊为脾肾两虚、下焦湿热。药用补肾，过于腻滞，胃纳更差，病情如故。认真分析，主要矛盾在脾胃，改用

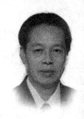

健运脾胃为主，胃纳渐旺，正气则复，邪气才去。可见审因论治、治病必求其本之重要。

【案例3】李某，女，48岁。

患者诉反复尿急、尿痛5年，加重2周。5年前开始出现尿频、尿痛，经常发作。西医诊为"慢性肾盂肾炎"，经医治，时好时作。2周前上述症状加重，在某医院治疗未愈。诊见：体温37.5℃，头晕，腰痛，尿急，尿痛，舌质红，苔黄，脉象沉细。尿培养有大肠杆菌生长。尿常规：白细胞（+++）、红细胞（++）。中医辨证为肝肾阴虚、下焦湿热型。给予清热利湿、益肾治疗。药用：蒲公英、金银花、黄柏、怀山药、女贞子、墨旱莲等。给药3周后症状明显好转，舌苔渐薄，腰痛减轻。此时标证消失，转而治本。选用六味地黄汤去熟地黄、泽泻，加女贞子、墨旱莲。治疗1个月，症状消失，体温正常，3次尿培养均阴性，临床痊愈。

按：本病病程迁延日久，湿热内蕴则见阴虚低热之象。患者虽表现虚实夹杂，然不宜补虚祛邪并举。初用蒲公英、金银花、黄柏等清热解毒，但此类苦寒之药会伤脾胃，故佐以茯苓健脾化湿。进入巩固阶段，则投予六味地黄汤增减以善其后。治疗过程中，始终使用墨旱莲功益肾阴，此品滋而不腻，乃为入肾除热之佳品，配合女贞子加强滋阴之力。

【案例4】欧某，女，43岁，住院号2357，1979年5月25日入院。

患者反复尿急、尿痛、尿黄浑浊26年，症状加重1月

87

余。从1953年开始出现尿频、尿痛、尿黄浊。西医曾诊为"慢性肾盂肾炎",经多次医疗罔效。1979年4月上述症状加重。在某医院治疗效果不好,于1979年5月25日来我院住院。入院时症见:低热(体温37.5℃),头晕,腰痛,尿急,尿痛,尿短黄,舌质红,苔黄,苔根较厚,脉象沉细。尿培养有大肠杆菌及大量白色葡萄球菌生长。尿常规:蛋白(微量),白细胞(++~+++),红细胞(少许~++)。药物敏感试验,仅有氯霉素、红霉素敏感。其本人要求用中药治疗。四诊合参,诊为肝肾阴虚、下焦湿热型。根据临床所见,患者已出现本虚邪实的证候。治法首用清热利湿,辅以益肾。药用:蒲公英、金银花、路边菊、黄柏、怀山药、女贞子、墨旱莲等。给药4周,自觉症状明显好转,舌苔渐薄,尿亦变清,腰痛减轻。此时标证已解,重点治本,选用六味地黄汤去熟地黄、泽泻,加女贞子、川续断、墨旱莲、黄柏等补益肾阴治疗。症状消失,体温正常,痊愈出院。随后3次尿培养均阴性。

按:本病屡治无效,病程迁延日久,湿热内蕴而又见阴虚低热之象。患者既表现虚实夹杂,然不宜补虚祛邪并举。对于该患者,临床用药在病情变化的不同阶段,做了偏虚、偏实、偏热、偏湿的调整。初用蒲公英、金银花、黄柏、野菊花等清热解毒利湿,但此类苦寒之药会伤脾胃,故佐以茯苓健脾化湿。进入巩固阶段,抓住扶正固本,投予六味地黄汤增减以善其后,才收到满意的效果。治疗过程中始终使用墨旱莲补益肾阴,配合女贞子加强滋阴之力。女贞子滋而不腻,乃入肾除热之佳品。

（二）石淋

泌尿系结石归属于中医学"石淋"范畴，以小便淋沥涩痛，或尿中夹有砂石，或排尿突然中断，或伴腰腹疼痛、少腹拘急，或伴尿道窘迫疼痛为特征。石淋为病，缘由平素嗜食肥甘厚腻、辛辣、酒热之品，损伤脾胃，湿热内生，湿热蕴积下焦，煎熬尿液，日久而成石。《诸病源候论·石淋候》云："石淋者，淋而出石也。肾主水，水结则化为石，故肾客沙石。肾虚为热所乘，热则成淋。其病之状，小便则茎里痛，尿不能卒出，痛引少腹，膀胱里急，沙石从小便道出。甚者塞痛，令闷绝。"若病久砂石不去，可伴见疲倦乏力，面色少华，少气懒言，大便溏，舌质淡，边有齿印，脉细弱之脾虚表现；或伴腰腹隐痛，腰膝酸软，五心烦热，手足心热，潮热盗汗，口干少饮，舌红少苔，脉细数之肾虚之象。《中藏经》云："砂淋者……此由肾气弱……虚伤真气，邪热渐强，结聚而成砂；又如以水煮盐……"石淋之总的病机正如《诸病源候论·诸淋候》所谓："诸淋者，由肾虚膀胱热故也。"因此，治疗上，发病之初以邪实为主，治以清热利水通淋为主；久病伤及脾肾，则以补益脾肾、兼以清热利水通淋为法。

【案例】宁某，男，30岁，玉林市北流人，2007年7月30日初诊。

患者诉左腰部阵发性绞痛，疼痛难忍，当时大汗淋漓，面色发青，体温正常，小便为淡红色，无尿线中断，舌质红，舌苔黄厚腻，脉沉滑。当地医院B超提示：左输尿管上段（距肾门24mm处）有7mm×5mm结石一颗，诊断为左输尿管上段结石并左肾轻度积水。根据患者情况，中医诊为石淋。拟方：金银花20g，金钱草50g，海金砂15g，鸡内金15g，地龙10g，牛膝30g，滑石30g，蒲公英30g，白茅根25g，琥珀9g（冲服），猪苓25g，甘草6g。嘱咐患者多放水煮一大碗喝下，有不适随诊。2007年10月31日患者因胃脘不适来诊，诉服用上药8剂后，见1粒呈白色黄豆样大小结石排出，3个月来一切正常。

按：泌尿系统结石属于中医石淋范畴。根据多例案例观察，对于结石边缘光滑整齐，直径在1cm以内者，服用中药有促其排出的功效。中医治疗石淋以清热利水通淋为法。本案确诊结石，疼痛明显。取金银花、蒲公英清解下焦热毒；六一散、猪苓清利湿热通淋，防止热毒扩散；金钱草、海金砂、鸡内金均有排石消坚之功；牛膝为淋证要药，能破血行瘀，引水下行；妙配地龙通络利尿，白茅根、琥珀利尿止血止痛。诸药合用，恰如其分，奏效甚捷。

水 肿

（一）慢性肾炎

慢性肾炎的病因尚未十分清楚，大部分是免疫复合物疾病。可由血液循环内可溶性免疫复合物沉积于肾小球，或由抗原（外源性种植抗原或肾小球固有抗原）与相应抗体在肾小球局部形成，激活补体等炎症介质，从而引起组

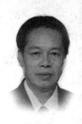

织损伤。在疾病后期，免疫的起始因素可能已经停止，但由于血流动力学、肾小管间质损伤等非免疫机制，可使肾小球病变继续发展。

慢性肾炎归属于中医学的"水肿""虚劳"等范畴。中医学认为，本病的发生与脾、肾、肝三脏密切相关。脾主运化，若脾运失司，不能升清、不能统摄，则使清气下陷；不能运化水湿则水湿、痰湿内生而导致水肿。肾主封藏，若肾气不足，不能藏精，精气下泄则导致蛋白尿。肝藏血、肾藏精，肝肾阴液相互滋生——肝阴充足则下藏于肾，肾阴旺盛则上滋肝木。在病理上往往表现肝肾两脏的阴液盛则同盛、亏则同亏，故肝肾阴虚常并见。由于本病病程很长，多数呈现虚实夹杂的表现，以正虚为本、邪实为标。在临床中，其常常出现脾肾气虚、肝肾阴虚等症状，中医治以健脾益气、渗利水湿、滋养肝肾、收涩固精、活血化瘀之法。

慢性肾炎的治疗以防止或延缓肾功能进行性恶化，改善或缓解临床症状及防治严重并发症为主要目的。西医强调在控制蛋白质入量等饮食要求前提下，要求积极控制高血压，应用血管紧张素转换酶抑制剂、抗凝和血小板解聚药物。抗凝和血小板解聚药物能改善肾小球毛细血管内凝血、改善微循环，对防止肾功能恶化有一定作用。血管紧张素转换酶抑制剂能通过降低全身血压使受累肾小球的高血流动力学、高代谢得到改善，肾小球的损伤得到缓解；同时还通过扩张肾小球的血管（对出球微动脉作用大于入球微动脉），减低肾小球内高压而减少尿蛋白，对肾功能

91

有保护作用。

有学者认为肾实质内的瘀滞是各种肾病发展过程中的重要一环，且病程越长瘀滞越显著，即"久病入络"。另有从免疫学角度认为，许多肾病的发生与免疫稳定功能失调有关，而补肾药、活血化瘀药有稳定机体免疫功能的作用。徐老根据患者的临床表现和舌象、脉象辨证分为脾肾气虚、肝肾阴虚证型，分别采用自拟经验方——消白复肾汤1号、消白复肾汤2号进行治疗。其中消白复肾汤1号方中：黄芪益气固表，利水消肿；党参补中益气；白术补气健脾，燥湿利水；茯苓健脾补中，利水渗湿，且利水而不伤正，为利水要药；怀山药益气养阴，补肺脾肾；枸杞子滋肝肾，益精血；菟丝子补肾固涩，益精养肝；金樱子固精缩尿，补五脏；芡实固肾涩精，补脾，与金樱子组成水陆二仙丹效果更加显著；蝉蜕散风热，宣肺；紫苏叶行气宽中并略有活血作用，使用本品调畅气机，用于小便不通之证；益母草活血化瘀，利尿消肿，清热解毒，以补益脾肾之气为主。全方共奏补脾益气、固肾涩精之功。消白复肾汤2号中：当归补血活血养血，祛瘀止血；鳖甲滋阴潜阳，软坚散结；桑螵蛸固精缩尿，补肾收敛，助阳；莲须固肾收敛，涩精；杜仲补肝肾；牛膝补肝肾，活血祛瘀，利尿，引血下行；玄参清热凉血，滋阴解毒，散结；麦冬养阴润肺，益气，滋阴清热；女贞子益肾补肝；墨旱莲补肝肾阴，凉血止血，以滋补肝肾之阴为主。全方共奏滋养肝肾、清热凉血之功。

药理研究表明：黄芪具有利尿作用且不产生耐受性，

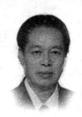

对实验性肾炎能明显减少尿蛋白，病理切片证明其能使肾脏病变减轻、能扩张血管而具有降压作用。党参能增加脑、下肢及内脏血流量，能抑制家兔血小板聚积。白术、茯苓对大鼠、兔、犬有明显而持久的利尿作用。枸杞子能提高患者免疫功能而具有免疫调节作用，能促进造血功能，有降低血脂、血压作用。菟丝子能促进造血功能，能降压、降低胆固醇、软化血管，改善动脉硬化。益母草能利尿消肿、降压，对血小板聚集、血栓形成、纤维蛋白血栓形成以及红细胞的聚集性有抑制作用，能改善肾功能。当归具有降低血小板聚集、抗血栓、促进血红蛋白和红细胞的生成、扩张血管、改善外周循环、降低血压、抗氧化和清除自由基、降低血脂、利尿作用，对肾脏有一定的保护作用。鳖甲能抑制结缔组织增生、提高血浆蛋白含量、促进造血功能。杜仲具有降压、利尿、减少胆固醇吸收、扩张血管、增强机体免疫功能等作用。牛膝能降压，能降低血黏度、红细胞压积、红细胞聚集指数，能扩张血管、改善循环。玄参能降压及增加动脉血流量。麦冬具有止血利水作用。女贞子能增强免疫功能，升高外周血细胞，还有利尿保肝作用。墨旱莲有止血作用。

临床应用发现，消白复肾汤系列方治疗慢性肾炎在提高病情缓解率、减少尿蛋白、减少药物不良反应等方面都具有较好的效果。通过治疗能达到改善微循环、促使体内一些病理过程逆转和修复的目的。

【案例】马某，女，46岁，2003年10月12日初诊。

患者反复双下肢水肿1年余，乏力半月。1年余前无明显诱因下出现双下肢水肿，于某医院住院治疗，行肾脏穿刺诊断为"中度系膜增生性肾小球肾炎"，予口服强的松治疗，多次查尿蛋白（++～+++），近半月来乏力明显，为求中医治疗而来诊。诊见：面色少华，双下肢轻度水肿，按之凹陷，乏力，纳差，大便溏，小便量减少，舌淡，苔白，脉沉细。中医诊为水肿，证属脾肾气虚。予自拟消白复肾汤1号加减。处方：黄芪20g，党参18g，白术15g，茯苓15g，怀山药20g，枸杞子18g，菟丝子15g，金樱子18g，芡实18g，紫苏梗12g，益母草15g，车前草15g，薏苡仁20g。每日1剂，共14剂，诸症悉减。上方随证增减，调治月余，上症消除，复查尿蛋白转阴。

按：本案患者脾肾气虚表现明显，故以消白复肾汤1号滋养肝肾、清热凉血。诸药配伍得当，故而疗效明显。

（二）糖尿病肾病

糖尿病肾病是糖尿病迁延不愈日久发展而成，归属中医学"水肿""消渴""虚劳"等范畴。中医学认为，本病的发生与脾肾密切相关，脾为后天之本，气血生化之源。糖尿病系长期进食甘美厚味，使脾的运化功能受损，脾运失司，不能升清，胃中积滞，蕴热化燥，伤阴耗津，导致脾虚生湿，湿郁化热，日久成瘀。肾主封藏，若肾气不足，不能藏精，精气下泄则导致蛋白尿。脾虚是糖尿病肾病的主要病机，脾虚湿停，郁久化热，久病必瘀，后天之本无以滋养先天。故糖尿病肾病基本病机为本虚标实，本虚为脾肾两虚，标实为湿热瘀阻。由于本病病程很长，多数呈现虚实夹杂的表现。

西医对糖尿病肾病的治疗原则，除严格控制血糖、血脂外，与慢性肾炎基本一致。徐老应用自拟经验方——降糖康肾汤治疗糖尿病肾病。方中黄芪、当归、茯苓、怀山药、白术、枸杞子、金樱子、芡实、益母草、女贞子、墨旱莲等药的功效，在前文消白复肾汤系列方的方解中已具体说明，此处不再赘述。除上述药物外，方中苍术燥湿健脾；生地黄清热凉血，养阴生津；熟地黄养血滋阴，补精益髓；山茱萸补益肝肾，收敛固涩；丹参活血化瘀，养血凉血；大黄清利湿浊，兼活血通络。全方共奏健脾补肾、滋阴清热燥湿、活血化瘀之功。

除前文已介绍的部分中药的药理作用，研究还表明黄芪能促进高糖作用下的肾成纤维细胞、肝细胞生长因子和抑制转化生长因子-β表达，起到延缓肾纤维化作用。黄芪、当归能够改善糖代谢紊乱，有效减少尿蛋白，延缓肾功能恶化，并有一定的降糖作用。苍术具有降糖、降压等作用。大黄具有降低血糖、糖化血红蛋白的作用，能够改善糖尿病肾病肾组织的非酶促糖基化作用，并能下调肾小球内多肽生长因子的表达，并有降低肌酐、尿素氮以及降血脂、改变血流变学功效；另外大黄可使早期糖尿病肾病患者肾小球滤过率、肾血流量下降，提示大黄可以改变早期糖尿病肾病患者肾脏的高滤过、高灌注状态。

临床应用后发现，降糖康肾汤治疗糖尿病肾病在提高病情缓解率、降低血糖、降低血脂、减少尿蛋白、改善肾功能、减少药物不良反应等方面都具有较好的效果。

【案例】刘某，男，56岁，2004年9月16日初诊。

患者自诉8年前单位体检时发现血糖升高，遂至南宁市某医院住院治疗，明确诊断为"2型糖尿病"，曾口服降糖药治疗，血糖控制不佳，后予胰岛素治疗至今，血糖控制尚可。近4天来，出现颜面及双下肢浮肿，小便有泡沫，小便量正常，精神倦怠，乏力，纳食减少，舌质红，苔少，脉细。查：空腹血糖7.2mmol/L，餐后2小时血糖9.7mmol/L；尿常规：蛋白（＋＋），肌酐168μmol/L，尿素氮10.95mmol/L。诊为水肿，辨为脾肾两虚证，予自拟降糖康肾汤加减治疗。处方：黄芪20g，当归15g，茯苓12g，怀山药20g，白术10g，枸杞子15g，金樱子18g，芡实30g，益母草15g，女贞子15g，墨旱莲25g，苍术10g，生地黄15g，熟地黄15g，山茱萸15g，丹参18g，熟大黄6g，车前草15g。服药7剂，精神好转，乏力症状好转，纳食稍增，水肿渐消，尿中泡沫减少。药已见效，继进前方，共1个月，诸症消除，复查血糖恢复正常，尿常规蛋白（±），肾功能基本正常。

　　按：本案患者病情反复，脏腑亏损，久虚不复而成劳。虚者补之、损者益之，治以补益为主，投予降糖康肾汤，益气健脾补肾，滋阴利水清热，活血化瘀泄浊。其水肿明显，加车前草加强利水之功。诸药合用，恰如其分，疗效明显。

用药经验

本章主要是谈一些单味药和中药配对的应用经验和注意问题，以及临床总结的秘验方。凡是药物都具有一定的性能，归纳起来说，不外四气、五味、升降浮沉、归经及毒性等方面。

一切疾病在发生及其发展变化过程中，都意味着人体阴阳、邪正的互相消长。疾病实际上是脏腑功能失调后，人体反映出来的阴虚或阳虚，或阴阳两虚的状态。药的作用就在于协调脏腑功能，消除阴阳偏胜偏衰的现象，从而达到阴阳相对平衡的结果。因此，治病必须熟悉药物的性能，掌握好每一味药物的特点。譬如麻黄，性味辛、微苦、温。其功效重在发汗、平喘、利水。根据其功能，得出"四用"情况，"四用"即发汗用、解热用、平喘用、利水用。再据新的药理研究报道，麻黄含麻黄碱及伪麻黄碱，这两种生物碱能松弛支气管平滑肌，故支气管痉挛时可用；麻黄挥发油（松油醇）对流感病毒有抑制作用，亦可用于抗病毒。因此，应重点按传统习惯使用麻黄，扩大其应用范围时可参考现代药理进行中药新用。但同时要注意四个"不能"：①不能大量用，因此药有兴奋大脑皮层的作用，量大会过度兴奋而致失眠。②不能持久用，久用效力会减，达不到治疗目的。③有汗不能用，因出汗再加发汗，会导致大汗虚脱；所以前人有所谓"有汗不得用麻黄"之说，乃预防发汗太过之理。④高血压不能用，因麻黄有收缩血管作用，会导致血压升高。

因此，临床使用药物时，只有正确、合理配伍，才能取得应有的疗效。也可根据现代药理研究结果，扩大中药的新用途。

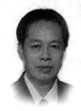

单味药的应用经验

蒲公英

蒲公英为菊科植物，属多年生草本植物的带根全草，原名黄花地丁。干燥品叶呈皱缩的条片，外表绿褐色或暗灰绿色，叶柄有细纵皱。花冠黄褐色，头状，多已压扁，外层有黄白色长毛，具绢丝闪光。其下有纺锤状或圆柱状的主根，并带歧根及短纤维根，外面灰褐色，有深纵沟及皱纹，折断面平坦。3～4月间采其根及全草，清水洗净，鲜用或阴干备用。

性味苦、甘、寒，入肝、胃经，具有清热解毒、消痈散结、利尿通淋的功效。本品清热及解毒散结的作用很强，应用于内科多种病证，亦常用于乳痈、疔毒、眼疾等外科及五官疾病，疗效确实，兹列举之。

1.热淋（尿路感染）　症见：尿黄，尿急，尿频，尿痛，舌质红，苔黄厚或腻。蒲公英30～60g，金银花20g，滑石30g，甘草6g（方名金蒲饮）。经治数百例，效果确切（临床加减见秘验方）。

2.石淋（泌尿系结石）　症见：小便不利，涩痛，尿血，或见腰痛、腹痛，或经X线拍片、B超检查证实者。蒲公英30g，金钱草30g，滑石30g，牛膝20g，地龙10g，白茅

99

徐富业

根25g，甘草5g。经治数十例，见石排出，复查未见结石存在。此方无溶石作用，过大结石者不奏效。

3.黄疸（急性黄疸型肝炎） 症见：面目身黄，尿黄如浓茶样，伴有右胁胀痛，或发热口苦，纳呆厌油，恶心呕吐，舌红苔黄厚腻，脉象弦滑数。蒲公英30～60g，茵陈30g，大黄10g，虎杖25g，山栀根30g，土茯苓30g，白茅根25g，猪苓15g，茯苓20g，甘草6g，白术10g。20世纪70年代，徐老在传染病房工作时，采用此方治疗甲肝，与西药治疗进行对照，退黄效果优于单纯应用西药治疗。该方亦可治乙肝黄疸者，或胆囊炎见黄者。

4.慢性乙型肝炎 症见：右胁隐痛或胀痛，软困乏力，食欲欠佳，尿黄，舌红苔黄稍厚，脉弦或弦滑数。黄芪30g，蒲公英30g，白花蛇舌草20g，鸡骨草20g，垂盆草15g，绵马贯众10g，苦参15g，赤芍20g，白芍20g，丹参15g，山楂10g，甘草6g。临床凡肝胆湿热证、脾胃湿热证、肝郁脾湿证等证候均可应用。本方为临床常用方，效果好。

5.胃脘痛（慢性胃炎） 症见：胃脘灼热疼痛或胸口有烧心、灼热感，口苦，口臭，大便秘结，或大便黏滞难解，舌质红、苔黄或厚腻，脉弦滑或弦滑数。蒲公英25g，芦根20g，川楝子9g，延胡索10g，素馨花9g，合欢花6g，川黄连6g，白术10g。用于证属脾胃湿热或胃肠蕴热者，效果甚捷。

6.腹痛（大肠肠炎） 症见：脐下或左右下腹部灼痛或胀痛，大便溏烂，日次数超过2次，难排，或有里急后重，无黏液脓血，肛门灼热，舌质较红，苔黄厚滑，脉弦

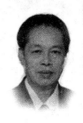

滑。蒲公英25～30g，葛根20g，黄芩6～9g，川黄连6g，郁金10g，台乌药15g，广木香9g，神曲9g，甘草6g。西医学对慢性肠炎分类甚多，中医不论哪一类，但必须具备辨证要点。凡证属大肠湿热者，均可用此方，验证效果极佳。

7.疔疮肿痛　蒲公英150g，黄花草叶50g，黄麻叶50g，吊钟花叶90g，冬青叶60g。均用生品，捣烂加少许食盐，外敷疮肿部位，效果明显。徐老孩子9岁时，臀部长大疮肿痛，步履受限；经徐老亲自采药处理，次日流脓，继投4天，痊愈。

8.乳蛾（急性扁桃体炎）　症见：喉咙疼痛、吞咽痛，或有发热，脉数，舌红，便结。蒲公英30～50g，生石膏30g，牛蒡子15g，射干9g，大青叶9g，甘草6g。经治数例，多数服药1周奏效。邻居陈药师小孩12岁，五官科检查为急性糜烂性扁桃体炎。经用2～3种抗生素治疗，体温仍持续39～39.8℃，喉痛，烦躁，唇干裂，舌质较红，苔黄干，脉数有力。服用本方加六神丸，2天后开始热退，5天后热退至正常、喉咙痛止，告愈。

9.乳痈（乳腺炎）　症见：乳房红肿坚实疼痛，脓肿尚未形成期。蒲公英50g，金银花20g，连翘15g，紫花地丁30g，赤芍20g，炮山甲15g，皂角刺12g，甘草6g。20世纪80年代末，徐老曾遇2例，患者要求开方试试，经服药1周，竟获良效。

10.肠痈（急性阑尾炎）　症见：转移性腹痛（疼痛部位先在上腹部或脐周，后转移并局限于右下腹），多伴有恶心、呕吐、发热，阑尾部位有明显压痛和反跳痛。蒲公英60g，金银花20g，野菊花20g，大黄10g，牡丹皮15g，赤芍20g，败酱草30g，紫花地丁20g，桃仁15g。徐老在20世纪七八十年代大力研究中西医结合治疗急腹症时，拟此方应用，中西医共同观察，治疗数十例，效果满意。

11.痔疮　蒲公英60g，槐花10g，桃仁15g，地榆25g，生甘草6g，莱菔子20g。第1次水煎内服；第2次水煎时（煎至1500～2000mL）加黄柏50g、冰片3g冲入药液，药浴。每天1次，连续数天。疗效颇佳。

葛　根

葛根为豆科多年生藤本落叶植物野葛的干燥根。呈不规则圆柱形，外表紫褐色或赤褐色，有纵皱纹。一般多切成厚片或薄方块形，显灰白色或黄白色，充满纤维或粉状物。秋后或冬初采集。洗净泥土，刮去栓皮，晒干入药。生用，煨用，或磨粉用。

性味甘、辛、平，入脾、胃、肺经，具有升阳发表、解肌退热、透疹、生津止渴、通经活络、解酒毒作用。现代研究显示其含黄酮类（包括葛根黄酮、葛根素、大豆黄酮）、淀粉等主要成分。其具有解热、消炎、缓解肌肉痉挛等作用。灵活应用葛根治疗表证发热、里热证、多种疹证效果理想。此外按中药新用，葛根可用于治疗高血压、冠心病、脑病等。

1.外感发热（风热型）　葛根30g，生石膏30～60g，荆芥10g，防风10g，柴胡15g，黄芩6～9g，桑叶10g，菊

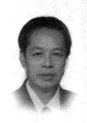

花15g，金银花15g，甘草6g。此方葛根甘、辛、平；石膏甘、辛，性大寒。两药合用，辛甘相合以抑石膏大寒，辅以荆、防，微温，中和药性，从而起到解热的作用。

2.目赤痛　葛根20g，川黄连6g，杭菊花15g，桑叶20g。

3.流行性感冒　葛根30g，山芝麻20g，绵马贯众10g，野菊花20g，板蓝根20g，金银花15g，白芍20g，生石膏30g，甘草6g。曾治陈某，玉林籍人，家住南宁唐山小区。发高烧，体温39.8℃左右，经某医院打针6天不退烧，登门求诊。诊见：发热如燔炭，无汗，浑身酸痛，颈项、背部挛缩紧张疼痛，痛苦难忍，欲语难言，诊脉浮数有力，舌质干红，苔黄略干厚。经用上方，服1剂，退热至38.8℃。服完3剂，热平。适当调整药味及剂量，1周后康复。

4.麻疹　葛根20g，升麻10g，穿心莲10g，紫草10g，赤芍15g，甘草5g，桑白皮12g，鱼腥草20g。1982年3月曾治职工黄某的小孩，11岁。因出麻疹，并发热、咳嗽3天，某医运用寒凉冰伏之品，患儿症状加重，邀徐老诊治。即用此方药继续透疹、凉血解毒，佐以止咳化痰。执方4剂，疹出遍身、咳嗽渐减。后用养阴生津收功。

5.咳喘　葛根30g，麻黄10g，苦杏仁15g，生石膏30g，紫苏子10g，沉香9g（后下），瓜蒌仁12g。

6.心悸　葛根20～30g，丹参20g，党参15g，太子参20g，沙参15g，玄参10g，苦参10g。该方用于治疗心绞痛、心律失常等各种心脏病。但治疗心肌梗死，最宜用人参加三七，曾结合西医抢救心肌梗死患者，成功率高。

7.呕吐（外感胃肠型呕吐）　葛根25g，制半夏15g，竹茹12g，生姜3片，芦根20g，生甘草6g。

8.热泻　葛根30g，黄连9g，黄芩9g，蒲公英25g，马齿苋20g，白头翁20g，甘草6g（加味葛根芩连汤）。曾治急性肠炎、细菌性痢疾等不少于20例。例如，韦某，宜山庆远镇人。时见大便溏泻，日行10余次，腹痛，大便里急，肛门灼热，不欲饮食，时或呕吐。西医诊为急性胃肠炎，曾输液、服黄连素片及土霉素治疗未见好转，遂求服中药治疗。投用此方6剂，诸症悉除。

9.泄泻（脾虚气滞）　葛根25g，党参20g，白术12g，茯苓25g，麦芽30g，鸡内金10g，神曲9g，陈皮9g。临床凡是脾虚气滞泄泻，不论是急性还是慢性，只要辨证准确，每用多奏良效。

10.慢性胃肠炎　葛根芩连汤合香砂六君子汤。其中葛根用20～30g，其他药按常规量即可。徐老治疗久泻，守用此方增损，一般坚持用药1～3个月则病向愈转归。

11.津伤便秘　葛根25g，槐花12g，桃仁15g，火麻仁25g，莱菔子20g，生地黄20g。此方适宜于老年人习惯性便秘或顽固性便秘，也可用于痔疮性便秘。

12.头痛（高血压引起头痛、头晕）　葛根30g，豨莶草20g，钩藤25g，杭菊花29g，首乌藤30g，甘草6g。肝阳上亢明显者加龙齿30～50g、石决明30g、珍珠母30g。此方治疗2级以下高血压病多见良好效果。

13.眩晕（缺血性脑病）　葛根25g，丹参25g，赤芍20g，何首乌15g，山楂10g，蔓荆子15g。

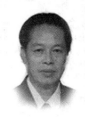

14.耳鸣（突发性耳鸣、耳聋早期）　葛根30～50g，桑椹30g，石菖蒲9g，郁金10g，女贞子12g，甘草5g。1993年秋，曾治某中学领导李某，开始自觉感冒，自服感冒类药物，次日突发耳鸣、耳聋。病情辗转数日，西医治疗不理想，着急求医。徐老仅用此方10余剂，竟获神效，患者感激不尽。尔后遇见此类患者，即形成惯用方（自定名为葛椹汤）。

15.热淋发热　葛根30g，金银花20g，蒲公英50g，黄芩10g，黄柏9g，甘草6g。

16.偏头痛（血管神经性头痛）　葛根30～50g，川芎10g，牛膝20g，龙齿30～60g（先煎），蔓荆子20g。

17.消渴（2型糖尿病）　葛根60g，黄芪30g，茯苓30g，怀山药30g，玉竹20g，何首乌15g，泽泻10g。按三消证，上消加天花粉；中消加白术；下消加淫羊藿。

18.痹病　葛根25～50g，鸡血藤50g，威灵仙15g，黄芪15g，姜黄9g，熟地黄25g，薏苡仁25g。

19.轻症食物中毒　葛根60g，绿豆30g（打），扁豆30g，赤小豆30g。

石　膏

石膏为天然层积矿物单斜晶系硫酸钙矿石。有软硬二种，入药内服者用软石膏。色白、质重，纵横面细纹短密如束针，有光泽，碎之可看出透明的结晶。一般均研细或轧碎用，外用经常火煅脱水备用。

性味辛、甘、大寒，入肺、胃经，具有清热泻火、除烦止渴作用。生石膏主要成分为含水硫酸钙（$CaSO_4 \cdot 2H_2O$），煅石膏则为无水硫酸钙（$CaSO_4$）。现代药理研究表明其具有解热、镇痛、消炎等作用。

1.外感发热　生石膏30～50g，加银翘散（常用剂量），再加防风10g。适宜用于外感风热证。方中取石膏大寒解热，为防备寒甚，故配荆芥、防风微温之品。寒甘适宜，退热不伤正，治中防变，以达到"治未病"的目的。属流行性感冒者加山芝麻20g，效果极好。

2.肺热喘咳　生石膏50～60g，炙麻黄10g，苦杏仁12g，桑白皮20g，地骨皮20g，黄芩10g，甘草6g。方中石膏有较强的清肺热作用、炙麻黄平喘而不发汗，共奏热去喘咳平静之功。

3.肺胃大热（气分实热）　生石膏60～100g，知母12g，薏苡仁30g，芦根20g，黄芩10g，甘草6g。宜用于治疗温热病中期和极期的气分实热。徐老于20世纪六七十年代在传染病区会诊，症见大热（高热体温39℃以上）、大渴、大汗、脉洪大四大症的患者甚多，均用此方，效果好。若见有神昏、谵语、发斑（皮下出血）者，予石膏250g，并加安宫牛黄丸或紫雪丹口服或鼻饲，均取得奇效。特别指出，对温病日晡（下午4～6时）发热较甚者，更为适用。另外，对肺炎、脑膜炎高热头痛，用之能明显收到缓解病情的效果。

4.温病后余热未清（退）　选用竹叶石膏汤加减，即生石膏50g左右，竹叶15g，麦冬15g，地骨皮25g，牡丹皮

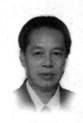

12g，知母12g，怀山药25g，甘草6g。宜用于高热未退尽，表证已解，热甚在里，气津两伤证。

5.风热头痛　生石膏50g，杭菊花20g，蔓荆子15g。宜用于伤寒头痛如裂，并有发热、头痛、咽喉疼痛者。

6.胃火牙痛　生石膏60g，知母12g，牛膝20g，生地黄30g，麦冬15g，甘草6g，露蜂房6g。用于牙痛，包括牙周炎、牙龈炎、口腔炎等，如旧方玉女煎。徐老凡遇此病证患者，每用必效。

7.湿温多汗　生石膏50g，苍术15g，厚朴12g。使用注意：苍术性较干燥，阴虚血燥，有咯血、鼻衄、皮肤瘙痒者，用量宜轻不宜重。

8.肌痹（如热痹）　生石膏、麻黄、桂枝各9g，知母15g，苍术12g，忍冬藤30g，桑枝25g，防己10g。适宜用于风湿热痹，症见发热、口渴、关节红肿剧痛、苔黄、脉数者。方如白虎加苍术汤。

【案例1】徐某，男，17岁，1995年3月15日初诊。

患者症见：发热，体温39.1℃，微恶寒，头痛，微汗，口渴，大便稍秘，小便黄，舌边尖红，苔薄黄，脉浮数有劲。先予阿司匹林、安乃近及速效伤风胶囊等药，高热稍缓，但病情反复，体温高达40℃。夜半执方：生石膏60g，荆芥9g，防风9g，桑叶10g，菊花10g，金银花15g，连翘9g，薄荷6g（后下），甘草6g。水煎服。药后半小时许，体温开始下降；2小时许，高热退平。次日守方去石膏，再进1剂，诸症悉平，照常上学。

按：风温袭表，卫阳被遏，而见表卫热证。其特点为

107

发热重，恶寒轻，有汗不多，口渴，头痛，舌苔微黄，舌边尖红，脉浮数等，亦见咽痛、充血、咳嗽等症。多见于上呼吸道感染和热性病的前驱期。治以辛凉解表，方选银翘散合桑菊饮加减，重用生石膏。取其发汗和清热并用，起到辛凉解表退热的作用。

【案例2】陈某，男，35岁，1988年5月20日初诊。

患者高热2天，体温39.4℃，体若燔炭，扁桃体糜烂，咽喉作痛，吞咽困难，口渴，咳嗽，烦躁，夜寐不宁，舌质红赤，苔黄干，脉浮数有力。查血象：血红蛋白130g/L、红细胞4.2×10^{12}/L、白细胞14×10^9/L、中性粒细胞百分比86%、淋巴细胞百分比12%。属西医学"急性化脓性扁桃体炎"，建议住院治疗。患者因工作关系，要求在门诊用中药治疗。中医辨证为外感风热，邪热入肺，稽留气分。处方：生石膏120g，知母10g，金银花15g，连翘10g，蝉蜕6g，钩藤12g，牛蒡子10g，甘草6g，芦根15g。先执1剂，水煎服。翌日复诊：体温38.2℃，咽喉痛减，进食仍困难。药已应效，守方再投2剂，热退津回，喉间仍不适，咳嗽未消，余症消失。更方：生石膏50g，沙参15g，麦冬10g，川贝母9g，葛根12g，生地黄25g，玄参15g，甘草6g。执3剂，水煎服。药后诸患尽除。

按：外感病发热，汗出热不解。从温病角度看，卫分表邪初撤，气分之热已盛，病邪入肺，身热持续而不恶寒；从伤寒角度看，太阳之病初罢，阳明之热方炽，病已犯胃，不恶寒反恶热，午后热势增高；从西医学角度看，为感染性发热。在临床上，必须抓住在肺在胃的主要症

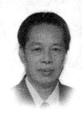

状，在肺则投以银翘散加石膏、知母辛甘之品，在胃则投以白虎汤辛凉重剂。这样一面清热、保津，一面促使病邪从肌表透泄。

【案例3】岑某，男，50岁，1982年10月12日初诊。

患者素体虚弱，常易感冒。此次症见：恶寒发热3天，体温39℃，无汗，头痛，身痛，颈项部酸痛，流清涕不止，咳痰清稀，脉浮缓。辨为皮毛束闭之风寒表证。处方：荆芥9g，防风9g，香附9g，紫苏叶9g，桔梗10g，生石膏60g，甘草6g。服药2剂，体温降至37℃，余症明显减轻。药已对证，据其肺气虚之体、气短、神疲、饮食减少、舌质淡红、脉虚细，原方去石膏加黄芪20g、党参20g、炙甘草6g，再进2剂，全症消失。

按："精气夺则虚"，精气是正气的物质基础，广义上为人体气血津液，生命运动及机体营养物质。热性病由于持续高热，耗量较大，人体精气相对不足，故病证反映为虚。在治疗上应扶正祛邪，这为常法。但外感初期，常见邪盛高热为标、正虚为本。在治疗上宜运用"急则治其标"的原则，突出解决主要矛盾。徐老遇上虚人发烧，热势迅猛，不忌石膏。如外感风寒用荆芥、防风，取其辛散之味监制石膏之寒，退热较快。临床验证，未见寒凉冰伏之弊，大胆用之，效多益彰。故体虚发热，不忌石膏。

人 参

人参为五加科每年生植物人参的干燥根和根茎，主要分野生与栽培两种。处方名有人参、吉林参、红参、白参、边条参、参须（尾参），还有从朝鲜产地出产的称为高丽参，从美国引进的西洋参。凡以质重、外皮皱纹细密、有香气微带苦者为上品。野生参产于我国东北三省，吉林产出较多，其次是辽宁、黑龙江。目前多为栽培参，野生参罕见。一般在秋季前后采收。挖出洗净，进行加工，去头，切片应用。

性味甘、微苦、微温，入脾、肺、心、肾经，有滋补强壮作用，能大补元气、宁神益智、健脾、益气生津。现代研究表明其含人参烯（$C_{15}H_{24}$）、人参奎酮（即人参素，$C_{32}H_{58}O_{14}$）、人参苷（$C_{23}H_{28}O_{10}$）、人参宁，此外尚含有人参酸、维生素A、维生素B_1、维生素B_2、维生素C、无机盐、黏液、蔗糖、葡萄糖、果糖、麦芽糖、胆碱等。党参亦能补气、生津、健脾胃、益血，作用与人参相似但功效远不及人参。因人参昂贵，一般可用党参代用。

（一）临证应用

本品应用甚广，效果相当好，但需应用得当。不少人自认体虚，见参乱服，最后适得其反。下面仅就获益经验列举。

1.气脱亡阳证　用于心肌梗死病人，脉沉微细弱，大汗出，手足冰冷。用红参30g、三七6g，病人抢救成功。与余共事的西医医师此后亦采用此方抢救心肌梗死，成功率比单用西药高。

2.大出血证　经治一病人，为上消化道大出血，症见面色苍白，气少，汗出不止，脉微欲绝。用红参30g、山茱萸

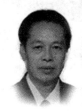

30g，并针对出血原因处理，患者得以起死回生。

3.脾胃虚弱证（含慢性胃炎、溃疡病） 一般用白参6～9g（或用党参25～30g代），加白术10g、茯苓25g、陈皮6g、炙甘草6g。常治脘腹痞满、食欲不振、久泻等症，效果佳。若治疗血虚效果不佳者，为达补气、生津、益血之气血双补功能，提高补血效能，非用人参不可。

4.慢性乙型肝炎 人参（或党参代）常配黄芪30g、枸杞子15g等扶正固本，提高机体抵抗力，即所谓的免疫调控。这是治肝不可少的手段之一。

5.气虚外感 外感风寒或风热，每每使用解表剂不见奏效，多与肺气虚、脾气虚有关。在此种正气不足的情况下，应于感冒方中加入人参或党参，尤其老年人感受风寒者常用参苏饮。扶正与祛邪药同用，可达到扶正祛邪的功效。又如人参败毒散，方义相同。

6.肺虚久咳 临床常见余邪未清、正气已虚证候。余用人参（或党参）加五味子、麦冬（即生脉散），痰热咳嗽再加小陷胸汤（川黄连、制半夏、瓜蒌壳），可获西医抗生素所不能及之良效。

7.肺肾虚喘 有的病人久咳不已，遂成肺肾之气不足证。用人参（或西洋参）加蛤蚧粉、胡桃、五味子、紫苏子、白芥子、莱菔子、白果、葶苈子等，经治病人都收到一定效果。

8.消渴病（轻型糖尿病） 人参9g（或党参30g），黄芪25g，茯苓30g，怀山药25g，白术10g，淫羊藿10g，葛根20g，天花粉10g。

111

9.失眠　适合心气不足，兼见心慌、惊悸、自汗而不寐等症者。用人参9g，茯神30g，远志9g，益智仁10g，酸枣仁15g，龙齿30g（先煎）。经用此方，验效数十例。

（二）临床注意

人参补气力雄，应吸取产生不良后果的教训。临床有以下情况，应引以注意。

1.高血压不宜用，长期服用可致头痛、失眠、血压升高。

2.肝阳上亢者不宜用，因服人参会助火。

3.湿热壅盛所致浮肿者忌用，服人参后往往浮肿更甚。

4.失眠烦躁而属实证者一般不宜用人参。

5.大便不通的实热证，忌用人参。

6.感冒发热少用或慎用人参。

7.人参反藜芦，两药不能同用。

（三）各种人参功效比较

1.吉林参　药性较朝鲜参和缓，治阴耗津枯、有虚火虚热的体弱病者比较适宜，选用白参尤为得当。

2.边条参、石柱参、红参　同属吉林参一类，性能效力相同，但比吉林参偏温。用于滋阴生津，病后体弱津亏较适宜。

3.参须（尾参）　较人参（参根）苦寒，补气功力不及人参，只用于治疗一般气弱津虚、虚火上炎者。

4.朝鲜参（高丽参）　振阳之力较猛，治疗虚脱亡阳的效力胜于吉林参，用于阴耗阳衰者。

5.西洋参　性缓不燥，为养阴清热生津之品，补气之力

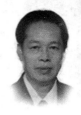

亦不及人参，为安神除烦、抗疲劳、提高免疫力之佳品。

人参价格高昂，多用治疑难重症，休克、虚脱应首选，一般气虚处方以党参代用即可。最后用《药性本草》里的描述做结语："人参……主五劳七伤，虚损瘦弱，止呕哕，补五脏六腑，保中守神……治肺痿……凡虚而多梦纷纭者加之。"

鸡血藤

鸡血藤为豆科植物密花豆的干燥藤茎。本品为椭圆形、长矩圆形或不规则的斜切片，厚0.3～1cm。栓皮灰棕色，有的可见灰白色斑，栓皮脱落处显红棕色。质坚硬。切面木部红棕色或棕色，导管孔多数；韧皮部有树脂状分泌物呈红棕色至黑棕色，与木部相间排列呈数个同心性椭圆形环或偏心性半圆形环；髓部偏向一侧。秋、冬二季采收，除去枝叶，切片，晒干。

性味苦、甘、温，归肝、肾经，具有补血行血、舒筋活络作用。个人认为本品补血活血，动静具备，补而不腻，活而不虚。临床用于治疗几种疾病，确获裨益，故喜欢选用。兹举例如下。

1.风湿痹痛　鸡血藤60g，威灵仙10g，独活10g，羌活10g，姜黄6g，石楠藤20g，海风藤20g，桑枝25g，牛膝15g。徐老常用此方，用之改善症状快，效果理想。故定名为"鸡威汤"。

2.老人腰痛　鸡血藤50g，川续断15g，杜仲10g，桑椹

20g，山茱萸15g，赤芍20g。此方调补气血、行滞活络，常治老人腰痛、手足活动不便，或麻木、站立困难者。经治病例，用药1周即取得良好疗效。

3.白细胞减少症　鸡血藤50g，何首乌15g，熟地黄20g，补骨脂10g，淫羊藿10g，党参20g。此方治肿瘤患者在放疗或化疗过程中出现的白细胞减少，不论初期、后期，皆获良效，故命名为"升白汤"。

4.再生障碍性贫血　鸡血藤90g，何首乌30g，熟地黄25g，补骨脂10g，肉苁蓉15g，党参20g，枸杞子10g，淫羊藿10g，炒麦芽20g。此方以补肾固本、健脾温肾益髓为原则，兼用活血补血药。至于辨为脾肾阳虚、肾阴虚、气血两虚等不同类型，均以此方为基础随证增损，坚持服用，必有好处。

墨旱莲

墨旱莲为菊科一年生草本植物鳢肠的干燥地上部分。茎呈圆柱形，有纵棱，表面绿棕色，被白色短毛，具节，节上具对生叶，叶长皱缩或破碎，棕褐色，两面均被白色短毛；茎顶头状花序，多已成果实；瘦果形似莲房，墨绿色。以色墨绿、茎长、叶大者佳。主产于湖北、江苏、江西、广东、广西，此外云南、福建、山东、浙江、四川、贵州亦产。6～9月割取全草。晒干，切段即成药。

性味甘、酸、寒，入肾、肝经，具有益肝肾之阴、凉血、止血作用。因其有补清双重功效，用之扶正固本有

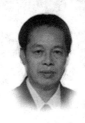

效。研究表明其有止血、凉血、消炎的作用，故可能有收敛的作用，并略带补性的特性。体外试验表明，墨旱莲对金黄色葡萄球菌有较强的抑菌作用，对福氏痢疾杆菌有一定抑菌作用。

1.药物引起溶血　①生墨旱莲500g，捣烂取汁，加少许白糖，1日量，日2次。②干墨旱莲60～90g，1日量，水煎服，日2次。注：治疗药物引起溶血，生墨旱莲比干墨旱莲临床效果好。

2.吐血　墨旱莲30g，仙鹤草30g，栀子炭9g，诃子12g，海浮石20g，白及15g，侧柏叶10g。适宜用于热伤胃络引起的上消化道出血。

3.尿血　墨旱莲50g，白茅根30g，车前草25g，冬葵子15g，甘草6g。适宜用于慢性肾盂肾炎、慢性肾小球肾炎的血尿（包括小便有红细胞），亦可治尿道炎所致出血。若属肾结石引起的出血，加金钱草30g、滑石25g。

4.便血　墨旱莲50g，地榆30g，三七9g，白及10g，白头翁25g，甘草6g。适用于大肠湿热引起的便血或血痢。

5.月经过多　墨旱莲40g，阿胶10g（另烊），艾叶10g，山茱萸30g，煅牡蛎30g（先煎），炙甘草6g。

6.耳鸣　墨旱莲30g，女贞子15g，桑椹30g，郁金12g，远志9g。适宜用于证属肾阴虚者。

7.腰痛　墨旱莲30g，女贞子20g，川续断15g，川杜仲10g，菟丝子15g，牛膝20g，山茱萸15g。适宜用于肾阴虚型腰痛。

8.慢性肾炎　墨旱莲50g，加六味地黄汤，常用于阴虚所致的慢性肾炎，效果尚满意。一般坚持3～6个月。属阴阳两虚的慢性肾炎，再入菟丝子15g、补骨脂12g、淫羊藿10g。

【案例1】龚某，男，20岁，1976年8月28日初诊。

患者因患"伤寒"，用西药合霉素治疗引起溶血。体温39.5～40.8℃，血红蛋白2天内由110g/L降至45g/L，血红蛋白尿强阳性。经输血及碱性液、激素等治疗未见好转。经中西医会诊后，决定停用合霉素。我提出试用此药治疗，遂取鲜墨旱莲500g，捣烂加冷开水100mL冲汁服用。药后10小时酱色样尿逐渐变淡。12小时后尿色正常，尿pH呈碱性，查血红蛋白尿转阴性，溶血停止。说明此药确有控制溶血之效。

【案例2】谢某，男，40岁，1979年5月23日初诊。

患者恶寒发热并尿血2天，当地乡村医生予阿司匹林1天后，尿似酱色并恶心呕吐，遂来求治。查体温38.8℃，脉率98次/分，巩膜轻度黄染，四肢有散在瘀点。血红蛋白85g/L、白细胞$19.8×10^9$/L、淋巴细胞27%、单核细胞2%、中性粒细胞71%、红细胞$3.42×10^{12}$/L，尿隐血试验（++++），肝功能检查显示为溶血性黄疸。用干墨旱莲90g，水煎服，日1剂。药后症状逐渐好转，治疗4天，酱色尿变为淡黄色，尿隐血试验转阴性。后期用养阴扶正之品治疗半月余，症状完全消失。

黄　芪

黄芪为豆科植物蒙古黄芪或膜荚黄芪的干燥根。根圆

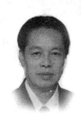

柱形，有的有分枝，上端较粗，略扭曲，表面淡棕黄色至淡棕褐色，有不规则纵皱纹及横长皮孔，栓皮易剥落而露出黄白色皮部，有的可见网状纤维束。质坚韧，断面强纤维性。气微，味微甜，有豆腥味。主产内蒙古、山西及黑龙江。春、秋季采挖，除去泥土、须根及根头，晒干，切片，生用或蜜炙用。

性味甘、微温，归肺、脾经，功能补气升阳、益气固表、托毒生肌、利水退肿。张元素有云："黄芪甘温纯阳，其用有五：补诸虚不足，一也；益元气，二也；壮脾胃，三也；去肌热，四也；排脓止痛，活血生血，内托阴疽，为疮家圣药，五也。"现代研究表明，黄芪内含糖类、多种氨基酸、蛋白质、叶酸、维生素P、淀粉酶、微量元素等多种物质。其作用为：①能增强机体的免疫功能，同时还有双向调节作用，维持机体内环境的平衡；②能促进机体的代谢，促进肝脏合成蛋白质，提高血浆蛋白水平；③具有利尿和消除尿蛋白、防止肾纤维化的作用；④具有强心和降压的作用。黄芪在临床上应用非常广泛，内、外、妇、儿科都常用，并有非常明显的效果。

1.气虚 黄芪能补脾肺之气，且有升举阳气的作用，常用在脾肺气虚或中气下陷之证。因脾为生化之源、肺主一身之气，脾肺气虚则出现食少便溏、气短乏力等证，可配伍白术；如证见脾胃虚弱、中气不足，倦怠乏力、食少、腹胀等，可配伍党参；如兼中气下陷则会导致久泻脱肛、子宫下垂，可配伍人参、白术、升麻；如气虚不能摄血，则会引起便血、崩漏，可配伍人参、龙眼肉、酸

117

枣仁。

2.汗证　黄芪能益卫气，具有固表止汗的作用。所以，用在卫气虚所致表虚自汗之证，可配伍牡蛎、浮小麦、麻黄根；还可用于由阴虚所引起的盗汗，可配伍生地黄、黄柏等滋阴降火药。

3.久咳　配伍党参治疗肺虚久咳证。因咳久大伤肺气、中气下陷、咳不上气者，两药合用，以达到补中益气升阳的功效，利于体虚有痰不易咯出者；配伍防风、白术、炙甘草长期服用，用于预防和治疗经常复发的慢性支气管炎，临床效果非常满意。

4.疮毒　黄芪能补气而有托毒生肌的功效，常配伍当归、穿山甲、皂角刺等用于痈疽不溃。

5.水肿　黄芪能补气利水退肿，可配伍防己、白术等药，用于气虚失运、水湿停聚引起肢体面目浮肿、小便不利之证。

6.痹病　黄芪配伍桂枝、白芍、生姜、大枣，即黄芪桂枝五物汤，治疗气虚血滞导致的肢体麻木。

7.中风　配伍当归、川芎、桃仁、红花等活血化瘀药，即补阳还五汤，治疗中风后遗症之半身不遂。

8.消渴　配伍生地黄、麦冬、天花粉等养阴生津药而具有益气生津作用，用于治疗消渴病。

9.慢性病毒性肝炎　《医学衷中参西录》全书所载医案明言肝虚者17例，其中用黄芪者9例，用山茱萸者7例，两者都用1例。肝属木而应春令，其气温而性喜条达。黄芪之性温而上升，以之补肝，有同气相求之妙用。临证中，凡

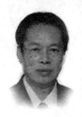

遇肝气虚弱不能条达，用一切补肝之药皆不效者，重用黄芪为主，而少佐以理气之品，服之大多很快即见效验。用黄芪配桂枝可温升肝气；配柴胡、川芎补肝气、疏肝郁；配干姜补相火；配乳香、没药、当归、丹参活气血、通经络；配白术、干姜、茵陈可治肝胆阳气不振、脾胃虚寒之黄疸（阴黄）；配伍太子参（或党参）和绵马贯众、垂盆草、蒲公英、白花蛇舌草治疗慢性病毒性肝炎，达到益气养阴健脾、清热解毒利湿之功，用于治疗慢性病毒性肝炎气阴两虚夹湿热证；应用大量黄芪配健脾活血药（如"芪莪饮"，药物组成：黄芪、白术、莪术、泽兰、丹参、猪苓、车前子等）治疗肝硬化腹水取得良好效果。

在临证中，大凡有气虚存在，或在治疗过程中可能明显损伤脾气的，都常常使用黄芪。其用量大小往往有很大的差别。黄芪补气升阳，易于助火，又能止汗。故凡表实邪盛、气滞湿阻、食积内停、阴虚阳亢、痈疽初起或溃后热毒尚盛等证，均不宜应用。黄芪主张生用，黄芪入汤剂，生用即是熟用，不必非要蜜炙。若丸散剂中宜熟用者，蜜炙可也。若用治疮疡，虽作丸散，亦不宜炙用。

山茱萸

山茱萸为山茱萸科植物山茱萸的干燥成熟果肉。本品呈不规则的片状或囊状，表面紫红色至紫黑色，皱缩，有光泽，顶端有的有圆形宿萼痕，基部有果梗痕。质柔软，气微，味酸、涩、微苦。主产于浙江、安徽、河南、陕西、山西等地。秋末冬初果皮变红时采收果实，用文火烘或置沸水中略烫后，及时除去果核，晒干或烘干用。

性味酸、涩、微温，归肝、肾二经，功能补益肝肾、收敛固涩。《医学入门》曰："山茱萸本涩剂也，何以能通发邪？盖诸病皆系下部虚寒，用之补养肝肾，以益其源，则五脏安利，闭者通而利者止，非若他药轻飘疏通之谓也。"山茱萸得木气最厚，酸收之中大具开通之力，以木性喜条达故也。味虽酸敛而性仍条畅，凡肝气因虚不能条畅而作痛者，服之皆可奏效也。

1.肝虚　山茱萸在补肝的基础上，同时具有"疏"与"固"的双重效应。所以，当肝虚疏泄无力时，可用其壮旺肝气。常配以活血药以疏通血气，以增活血解郁之功。如治一壮年男子，因屡经恼怒而致腹中常常作痛，诊其脉左关微弱，知怒久伤肝，肝虚不能疏泄而致，遂用山茱萸佐以当归、丹参、柏子仁，连服数剂，腹痛即愈。

2.脱证　治疗阴阳不相维系的暴脱之证，常重用山茱萸而收良效。对肝病出现凝血功能障碍而致牙龈、皮下出血者，应在辨证治疗的基础上加用山茱萸，常常取得良好效果。元气之上行，原由肝敷布，而元气之上脱亦由肝之疏泄太过也。只有重用山茱萸酸敛以防其疏泄太过，借以杜塞元气上脱之路，元气才能不脱。由此可知山茱萸救脱之功，实不比人参差。人参以救元气之下脱犹足恃，而救元气之上脱，若单用人参则有气高不返之弊，因其性温而兼

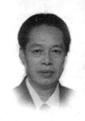

升也。山茱萸则无论上脱下脱用之皆效。因为元气上脱由于肝，其下脱亦由于肝，诚以肝能为肾行气，亦能泻元气自下出，故都可重用山茱萸治疗。

总而言之，肝虚不能条畅或元气耗散时，多用山茱萸。但肝虚而失于疏泄、温升无力时，常用黄芪。

中药配对的应用经验

中药配对应用在古方中常见。在配对药中，包括同类药应用、非同类药使用、药名基本相同合用、动静药并用。配对应用的目的：一是两药作为方中主药；二是两药中体现一主一辅；三是两种药中一主一佐。总而言之，配对应用的作用一是有利于共同发挥协同作用，二是有利于提高疗效。徐老通过长期临床实践，不断提高认识，积累了丰富的配对药应用经验。今将21对配对药，从异同点、配对应用、注意和说明4个方面一一剖析，着重于配对应用的临床意义，提示临床观察的作用，提供药理研究的思路，反映古今之经验，也体现其临床之精华。在临床中除了配对药合用之外，还应注意配药的灵活运用，方药紧扣病机，才能取得应有的效果。在应用配对药时，有时一个处方使用一对，有时可两对甚至三对并用。只要运用得当，确实起到事半功倍的效果。

徐富业

荆芥配防风

（一）异同点

	相同点	不同点
荆芥	性味：味辛，性微温 归经：入肝经 功效：祛风解表	入肺经
防风		味甘，入膀胱、脾经

（二）配对应用

1.感冒　取其两药祛风解表作用相同，故凡见感冒因风邪所致者，均可用荆芥配防风。风热者，首当其冲，常加金银花、连翘、桑叶、菊花等辛凉解表剂；风寒者加桂枝、紫苏叶、白芷等辛温解表之品。

2.风邪郁滞头痛　荆芥配防风加桔梗、蔓荆子、羌活、白芷。

3.风湿头痛　荆芥配防风加桂枝、细辛。

4.感冒高热　荆芥配防风加生石膏。有人认为，表热入里才用石膏，其实石膏是辛寒药，配荆防疏风清热，用于风热表证，效果极佳，临床未发现寒凉冰（水）伏之弊。

5.风寒未尽之咳嗽　临床常用止嗽散加防风，即荆防同用，共同发散余热之邪。两药微温，在南方应用优于麻桂之功。

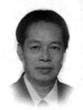

（三）注意

1.血虚痉急，或头痛不因风邪者忌配对应用。

2.凡无风邪者不宜使用此配对药。

（四）说明

荆芥虽属辛温，但辛而不燥，防风性缓是"风药之润剂"。两药之差异为：防风较荆芥为温，且防风能胜湿，故治疗风湿痹痛用防风而不用荆芥。

麻黄配桂枝

（一）异同点

	相同点	不同点
麻黄	性味：味辛，性温	味微苦，尚能平喘利水
桂枝	归经：入肺、膀胱经 功效：发汗祛风，散寒	味甘，入心经，尚有解肌温经通阳作用

（二）配对应用

1.*伤寒表实证* 症见恶寒，发热，无汗，头痛，身痛并有喘咳者。麻黄配桂枝，再加苦杏仁、甘草，即麻黄汤（《伤寒论》）。

2.*外有风寒、内有水饮喘咳证* 表现为恶寒发热、无汗咳喘、痰少而稀、不渴饮、脉浮紧者，麻桂合用，加强发汗解表、宣肺平喘作用。麻桂再加芍药、细辛、干姜、半夏、甘草，即小青龙汤（《伤寒论》）。

3.风寒较重之风湿痹痛　尤其肩臂肢麻疼痛（风湿性关节炎、神经痛等），两药同用比单用桂枝效果佳。或再加附子配用，如桂枝附子汤。

（三）注意

1.有高血压病慎用麻黄（一般用紫苏叶代替）。因麻黄含有麻黄碱，会收缩血管而升高血压。风湿关节痛者可用鹿衔草代替麻黄。

2.温热病阴虚阳盛之证忌用桂枝。因桂枝辛温助热，易致伤阴动血。

3.孕妇一般不用麻桂。因胎前多热，用之恐有堕胎之虞。

（四）说明

1.有"有汗不得用麻黄"之说，以防发汗太过而已。

2.麻黄为发汗主药，麻黄性温，发汗力强。北方常用10～18g，南方用量少，一般2～3g即可发汗。因南方天气暖，人体肌肤薄弱，汗易出，故有"南方用麻黄不过钱"之说。因此，因时、因地、因人，灵活斟酌分量，至关重要。

金银花配菊花

（一）异同点

	相同点	不同点
金银花	性味：味甘 归经：入肺经 功效：清热解毒	性寒，属清热解毒剂，入胃、心经
菊花		味苦，性微寒，属辛凉解表剂，入肝经

124

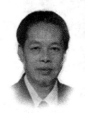

（二）配对应用

1.**外感风热或温病初起** 临床将银翘散与桑菊饮合用，自拟名为"桑银合剂"，临床疗效比单一银翘散或单一桑菊饮要好。取金银花宣风散热又能清除咽喉疼痛，菊花清除外感常见风热头痛。两药同用，加强疏风散热之力，有利无害。

2.**疮疡，痈疖红肿热痛** 一般用金银花配野菊花，因野菊花解毒力比菊花强，擅长治疗疔疮肿毒。方如五味消毒饮。

（三）注意

两药无特殊禁忌使用。

（四）说明

1.菊花即甘菊花、白菊花；杭菊指黄菊花。

2.白菊花养肝明目的功能较好；黄菊花清透疏风效力比较好；野菊花清热解毒力量最强。如用金银花与菊花相配使用时，应考虑不同菊花特长相配，才能取得相辅相成的疗效。

藿香配佩兰

（一）异同点

	相同点	不同点
藿香	性味：味辛 归经：入脾、胃经 功效：芳香化湿，清暑辟秽	性微温，尚能和中止呕
佩兰		性平，治疗暑湿常用药

（二）配对应用

1.**夏季感冒** 兼有胃肠症状（如头痛、腹痛、呕吐、泄泻）者，常配半夏、紫苏止呕，配川厚朴止泻。佩兰芳香化湿和中，既止呕又止泻，临床常用藿香正气丸（汤）或佩兰芩朴汤。将藿香、佩兰两药相投，效果比较好。

2.**急性胃肠炎** 适于因饮食生冷或肥腻过多而致的消化不良、腹痛、腹泻、呕吐、舌苔白厚腻、脉濡缓。藿佩两药配黄连、川厚朴、苍术治疗脾胃湿热证效果相当好，若再添山楂、麦芽、鸡内金等消导药，疗效甚捷。

（三）注意

1.凡见阴虚火旺或胃热呕吐者不宜用藿香，藿佩相配也不适宜。

2.凡阴虚血燥、气虚者忌用佩兰。

（四）说明

1.藿香、佩兰均为夏令治疗暑湿的常用药，也是治疗湿温必备之药，两药配对应用效果更佳。故用其一，必配其二，两味相配，相得益彰。

2.佩兰和藿香都能去暑湿而治消化不良，但佩兰去口中黏腻和吐涎沫的效力较好，藿香则止呕作用比较强。两药功效相同，但各有偏长，灵活搭配、比重适宜方能奏效。

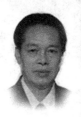

川芎配白芷

（一）异同点

	相同点	不同点
川芎	性味：味辛，性温 功效：祛风止痛	属活血祛瘀药，有活血行气作用，入肝胆、膀胱经
白芷		属辛温解表药，还有消肿作用，入肺、胃经

（二）配对应用

1.头风痛　因两药均能上行祛风故治头风。两药各有止痛功能，相加止痛效力更强。

2.风寒感冒头痛　尤其前额头痛更佳，再配荆芥、防风、细辛，如川芎茶调散的应用（《太平惠民和剂局方》）。

3.风热所致的眉棱骨痛　两药再加荆芥、防风、黄芩、柴胡、羌活、甘草，即驱风上清散（《审视瑶函》）。

4.风湿有关偏头痛（偏头风）　两药再加牛膝，自拟"芎牛汤"治疗偏头痛，效果显著。

5.妇女胎前产后感冒头痛　两药相配效果好。

（三）注意

1.严重血虚头痛、月经过多、出血性疼痛、阴虚火旺者，不宜用川芎。

2.白芷性燥热，发散较甚，血虚所致的头痛，不宜用白芷。

（四）说明

1.前人经验说"头痛必用川芎"，主要对应上述情况，并不是所有头痛都适用。

2.前人认为白芷"气芳香，能通九窍"，说明古人对此品兴奋中枢的作用有一定认识。

黄连配黄芩

（一）异同点

	相同点	不同点
黄连	性味：味苦，性寒 归经：入心、胆、大肠经 功效：清热燥湿，泻火解毒	还入肝、胃经，尚有清心除烦作用
黄芩		尚入肺经，尚有止血安胎作用

（二）配对应用

1.湿热下痢　里急后重而属细菌性痢疾或急性肠炎，两药配合使用，加强清热燥湿作用。据有关药理研究报道，两药均有较强抗痢疾杆菌作用，黄连对痢疾杆菌作用最强（优于磺胺类药）。临床常配葛根、甘草，即葛根芩连汤（《伤寒论》）。

2.热性病表里俱热证　除两药配对使用外，常加黄柏、栀子即黄连解毒汤（方出《肘后备急方》，名见《外台秘要》引崔氏方），取黄连泻上中焦心胃之火，栀子清三焦之火，四药相配，功效更强。

3.心烦失眠　两药配对加阿胶、芍药、鸡子黄，即黄连阿胶汤（《伤寒论》）。

4.血热妄行之吐血、衄血　两药再配大黄，即泻心汤（《金匮要略》）。

（三）注意

黄连、黄芩苦寒伐生气，故脾胃虚寒及孕妇等均忌用。

（四）说明

1.黄连苦寒，不宜久服，否则易损脾胃。

2.小儿平时脾胃较弱者，服苦寒之黄芩要防其刺激胃肠过甚，可酌配党参同服。

独活配羌活

（一）异同点

	相同点	不同点
独活	性味：味辛、苦，性温 归经：入肾、膀胱经	属祛风湿药，没有羌活温，祛风胜湿力强
羌活	功效：散风止痛	属辛温解表药，祛风通痹力强

（二）配对应用

1.风湿痹痛　凡关节肌肉痛均可配对应用。独活长于治疗下半身关节风湿痛，对腰背或膝关节酸痛效果好；羌活长于治疗上半身肌肉风湿痛，对腰背中部肌肉有冷感或挛缩者疗效佳。

2.风寒头痛　治疗外感风寒头痛，特别是外感风寒夹湿头痛，恶寒发热，浑身骨痛，两药配对应用，效果也比较好。

（三）注意

1.独活性较温，盛夏时要慎用；高热而不恶寒，或阴虚有热者应忌用。

2.羌活、独活均辛温燥热，血虚痹痛忌用。

（四）说明

羌活与独活各有所长，羌活性味雄烈，发汗解热的作用较强，擅长解表；独活性味较淡而和缓，除湿作用较强。两药配用，各发挥其所长，对治疗风湿痹痛效果更佳。一般上肢关节痛用羌活，下肢关节痛用独活，全身关节痛最适宜两药配对应用。

茯苓配猪苓

（一）异同点

	相同点	不同点
茯苓	性味：味甘，性平 归经：入肾经	属补血药，且入心、肺、脾、胃经，还有健脾和中、宁心安神作用
猪苓	功效：利水渗湿	属利水渗湿类药，且入膀胱经

130

（二）配对应用

1.水肿 如肾炎水肿而有热表现者，两药常配对应用。再配泽泻、滑石、阿胶，即猪苓汤（《伤寒论》），治热与水结、更伤阴液、阴伤气不化津之水肿，其功能在于滋阴利水。猪苓、茯苓配对，再加泽泻、白术、桂枝，即五苓散（《伤寒论》），治外有表寒、内有蓄水、阴盛而阳气不化之水肿，其功能在于化气利水。若猪苓配茯苓添加黄芪、白茅根，名为"芪茅汤"（自拟方），治气虚水肿，其功在于益气利水。若真武汤再加猪苓，名为"加味真武汤"（自拟方），治阳虚水肿，其功在于温阳利水。

2.脾虚泄泻 两药同用，茯苓大于猪苓量，一取茯苓健脾化湿，二取猪苓利尿渗湿，肠道水分因而减少，使稀溏的大便变稠。自拟"参术二苓汤"，即二苓加党参、白术，治疗脾虚泄泻效果非常满意。

（三）注意

猪苓利尿作用显著，比茯苓强，服用过多会致利尿过甚而伤阴，表现口干、烦躁症状。因此，平时尿多者不宜用猪苓。

（四）说明

1.茯苓具有补性，而猪苓没有补性，两药同用，可以互相制约，一补一利，动静结合，以防利水伤阴之弊。

2.前人经验说"茯苓为治痰主药""痰饮必用茯苓"。

白茯苓配赤茯苓

（一）异同点

	相同点	不同点
白茯苓	性味：味甘，性平	白色，有健脾、补中作用
赤茯苓	功效：利水	淡红色，有分利湿热作用

（二）配对应用

1.热淋（急性尿道炎、膀胱结石等）　两药配徐老经验方"金蒲饮"（金银花、蒲公英、滑石、甘草），曾临床治疗数百例，效果满意。若见脾虚者加参术；兼见肾阴虚者加二至丸。

2.尿路结石并感染　两药加"六金汤"（自拟验方，由金银花、金钱草、海金沙、鸡内金、郁金、川楝子6味药组成）。取赤茯苓加强清热利湿之效；取白茯苓健脾利湿热不伤阴。

（三）注意

赤白茯苓性味相同，但赤茯苓补性极差，故补益剂中一般不用赤茯苓而用白茯苓。

（四）说明

古方中基本没有赤茯苓与白茯苓合用。徐老在临床中大胆试用于热淋、结石症，效果很好，无不良反应。应用动机在于动静合参，一补一利，湿去不伤正，利多无一弊，故为徐老自创动静法的又一举例。

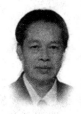

酸枣仁配柏子仁

（一）异同点

	相同点	不同点
酸枣仁	**性味**：味甘、酸，性平 **归经**：入心、肝经 **功效**：养心、安神、止汗	入脾、胆经，还能养肝
柏子仁		味偏辛，善于润肠通便

（二）配对应用

1.**失眠症**　因两药性味和功用大致相同，故两药常配合使用，意在发挥更强的镇静作用。徐老喜爱加二冬（天冬、麦冬）、二地（生地黄、熟地黄）、二皮（合欢皮、酸枣皮）、龙牡（龙齿、牡蛎），名为"养心安神饮"。其治疗顽固性失眠疗效好，病人较满意。

2.**体弱多汗症**　"汗为心之液"，心血虚则心神不宁、汗自出，故取酸枣仁、柏子仁两药协同养心安神止汗。两药相配，加配煅牡蛎、五味子、麦冬、何首乌等养阴益血之品。

（三）注意

1.大便滑泄者忌用柏子仁；痰多者也应慎用。

2.凡有实邪郁火者忌用酸枣仁。

（四）说明

酸枣仁药性和缓，在安神同时还兼有一定滋补强壮作用。据有关实验资料表明，酸枣仁生用或炒用各有适应证：凡表现虚热、精神恍惚或烦躁乏力者宜生用，或半生半炒用效力较好；胆虚不宁兼有脾胃虚、消化不良、烦渴、虚寒者，宜炒用。

川贝母配浙贝母

（一）异同点

	相同点	不同点
川贝母	性味：味苦 归经：均入心、肺经 功效：止咳化痰	性微寒，有甘味
浙贝母		性寒，无甘味

（二）配对应用

临床适用于急性上呼吸道感染、气管炎、肺炎之咳嗽。一般临床很少两药合用，一是认为燥热咳用川贝母、热咳用浙贝母；二是认为药价贵，不必合用。徐老临床经验，凡见痰多、痰之黏稠者，不论是新咳或久咳都习惯相加使用，使两味药的量总和等于单一药量即可。两药合用，止咳效果比较快，痰容易咯出，效果比较理想。两药再配黄芩、桑白皮，不但能清肺化痰止咳，又兼平喘。

（三）注意

1.由痰湿而致的痰饮咳嗽，如西医学的肺气肿、支气管扩张，用川贝母效果不佳。

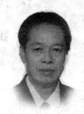

2.古人认为贝母反乌头，不宜同用。

（四）说明

浙贝母与川贝母比较：浙贝母药性比较燥烈，清热散结作用较强，多用于急性风热咳嗽；川贝母药性比较缓和、气味不浓，润肺化痰作用较好，多用于慢性咳嗽。此外，川贝母小儿用之合适。

天冬配麦冬

（一）异同点

	相同点	不同点
天冬	性味：味甘、苦，性寒 归经：入肺经 功效：养阴润燥	大寒，尚入肾经，且能清热生津
麦冬		微寒，尚入胃经，且润肺止咳

（二）配对应用

1.肺燥咳嗽　适用于阴虚久咳而偏于内热者，表现为咳嗽、痰稠难咳出等。因天冬有清燥化痰和滋补身体作用，麦冬有润燥生津和化痰作用，故两药同用，可达到解热、镇咳、祛痰、利尿、强心、强壮等功效。兼见脾胃气虚再加党参、茯苓，效果显著。

2.阴虚发热　常配地骨皮、秦艽，属结核类低热再加穿破石、矮地茶、百部等。

3.热病后阴津不足便秘　两药加配生地黄、玄参、火麻

135

仁等。

4.**虚脱出汗多症** 两药再配人参或党参、五味子，以达到益气生津止汗的目的。

（三）注意

1.前人有外感燥咳忌麦冬的说法，因其性较滋腻，补肺助痰，不利解表。若外感发热较重，需要宣通透表时可不用。但气阴两虚、正气不足、余热难以透出时，徐老常应用天冬配麦冬再加党参，效果甚佳。

2.凡见脾胃虚寒和便溏者，一般麦冬不配天冬。

（四）说明

1.麦冬与天冬比较：清润肺燥之力，麦冬优于天冬；滋补肺肾之功，天冬胜于麦冬。

2.麦冬配凉药宜生用，配补药宜酒制。

3.麦冬心服之易心烦，故如养阴宜去心，若不去心则加入栀子少许以为佐用。

熟地黄配生地黄

（一）异同点

	相同点	不同点
熟地黄	性味：味甘 归经：入心、肝、肾经 功效：滋阴养阴	属补血药，性微温，且有补血功能
生地黄		属清热凉血药，性寒，且有清热凉血生津作用

（二）配对应用

1.血虚血燥证　两药配对，既能补血又能凉血，以达到补血而不燥热。如百合固金汤（《医方集解》）用二地，一能滋阴补血，二能清热凉血，故此方治肺痨咯血效果好。

2.阴虚盗汗证　熟地黄配生地黄，再配黄连、黄芩、黄柏、黄芪、当归，即当归六黄汤（《兰室秘藏》），专为阴虚火扰、发热盗汗而设。

（三）注意

气血虚弱的孕妇，或胃肠虚弱、大便稀烂者不用生地黄；咯血而带痰火者不宜用熟地黄；肝阳上亢而肝肾阴虚的高血压患者慎用熟地黄。

（四）说明

1.生地黄性凉，用于清热凉血；熟地黄性温，用于滋阴补血。故虚寒者用熟地黄不用生地黄，有热者用生地黄不用熟地黄。当需清热又要照顾体虚时，可生地黄与熟地黄并用。

2.熟地黄味甘而腻，久服会碍消化，可能有腹胀、腹泻、胃纳欠佳等反应，一般配少许砂仁同用或间歇用生地黄，可减少不良反应，免除弊端。

白芍配赤芍

（一）异同点

	相同点	不同点
白芍	性味：味苦，性微寒 归经：入肝经	补血药，味酸，具有补血和血、调经止痛作用
赤芍		清热凉血药，味甘，具有凉血消痈散肿功效

（二）配对应用

1.血虚血燥证　如运用四物汤补血，方中白芍补血，当归、熟地黄、川芎偏温。病人补血见燥时，此方加入赤芍，赤芍配白芍，凉血补血而不燥，病人易接受治疗。

2.脘腹疼痛（如溃疡病、胃肠炎的胃肠痉挛痛）　两药配伍，协同加强镇静、镇痛功效。

3.慢性肝炎肝阴不足证　取白芍味酸入肝，缓解肝区隐痛；加入赤芍，取其凉血、祛瘀、止痛之功。两药同用，保肝护肝，防止肝郁气滞。

（三）注意

1.赤芍长于凉血散瘀；白芍偏于镇静止痛，具有补血作用。故补血养血宜用白芍，凉血逐瘀宜用赤芍。如妇女肝郁气痛、烦躁，或跌打肿痛，可赤白芍同用。发热头痛，辅助清热和凉血时，赤芍配白芍亦适用。

2.《本草备要》言赤芍主治略同白芍，"尤能泻肝

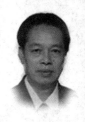

火，散恶血，治腹痛坚积，血痹疝瘕，经闭肠风，痈肿目赤"，能行血中之滞。

人参配党参

（一）异同点

	相同点	不同点
人参	性味：味甘 归经：入脾、肺经 功效：补脾益气	味微苦，性微温，补气力强
党参		补气力弱

（二）配对应用

1.*脾胃虚弱证*　症见胸痞、食欲不振、倦怠乏力。临床上有人认为用了人参就不需要用党参，其实两药配用效果更佳，还可减少病人经济负担，更重要的是利于病人身体的适应。党参与人参量按3：1搭配较为合适。

2.*心气虚夹心血瘀阻证*　症见心悸、气短、胸痛、脉结代，常配"六参饮"（自拟常用方：党参、太子参、丹参、沙参、玄参、苦参），效果确切。

（三）注意

1.凡属气盛身热、脉实大有力、大小便不通之实热证忌用人参，肝阳上亢的高血压不宜用人参。

2.湿阻热盛者忌用人参。

3.人参、党参反藜芦，禁忌同用。

（四）说明

1.人参与党参功效基本相同，但人参力强。然党参健脾，运而不燥，滋胃阴而不湿，润肺而不犯寒凉，养血而不偏滋腻，鼓舞清阳、振动中气而无刚燥之弊。人参性温，治疗余邪未清而正气已虚之证，配沙参，可达到明显的扶正祛邪效果。

2.补气药味多甘，一般较滞腻，多引起胸膈胀满，必要时加入少许理气药如枳壳、木香之类配用。

党参配黄芪

（一）异同点

	相同点	不同点
党参	性味：味甘 归经：入脾、肺经	补中益气
黄芪	功效：补气	补气升提，托里排脓，利水消肿

（二）配对应用

1.脾虚气陷证　脾胃虚弱，中气不足，倦怠乏力，食少，腹胀等。

2.肺虚久咳证　因咳久大伤肺气，中气下陷，咳不上气者，两药合用，以达到补中益气升阳之目的，利于体虚有痰而不易咯出者。

3.慢性乙型肝炎脾胃虚弱证　因慢性乙型肝炎病毒损肝及胃，正气不足，倦不饮食，尤需两药配合增强机体抵抗力。

（三）注意

1.凡表证未解、中满邪实者不宜相配使用。

2.凡诸实证或阳盛证忌配用。

（四）说明

1.黄芪甘温，党参甘平。凡治疗上述证偏虚热者，党参量应大于黄芪量。黄芪有固表止汗作用，凡见虚汗多者，两药相配最适宜，但黄芪量宜大于党参量。

2.久服黄芪嫌其燥热者，可适加知母、玄参等清解药。

甘草配大枣

（一）异同点

	相同点	不同点
甘草	性味：味甘 归经：入脾经	可入十二经，具有清热解毒、润肺止咳、调和诸药作用
大枣	功效：补脾益气	性温，尚有和胃生津作用

（二）配对应用

1.*脾胃虚弱证*　两药配对，作为辅助用药，常配补气药用。如脾虚便溏、胃虚口渴、肺虚咳嗽，常需炙甘草配大枣。

2.*缓和药性*　可作为佐使药用。特别是甘草，配热药能缓和其热性，配寒药缓其寒。如麻黄汤的甘草，缓和麻桂不至于辛燥；调胃承气汤用甘草缓和大黄、芒硝的烈性，使泻下药不至峻猛。

3.妇人脏躁　妇人脏躁相当于更年期综合征、癔症等。甘草配大枣，再配浮小麦、麦冬，如甘麦大枣汤（《金匮要略》）。取甘草甘缓和中，以缓急迫；大枣甘平，能补益中气，坚志除烦。

（三）注意

1.古人认为甘遂、大戟、芫花、海藻反甘草。

2.腹部胀满、大便秘结时不宜用大枣。

3.下列情况不宜用或宜少用甘草：①腹胀、呕吐、肿胀等；②在渗湿、祛湿、攻下的治疗中，如要药物迅速发生效力，不宜用甘草配伍，若做调味，量宜少。

（四）说明

1.大枣入药有黑枣、红枣、蜜枣等。其中黑枣补血补中作用较胜；红枣性带燥热，补养力较薄；蜜枣味清甜而厚爽，润燥解毒较好。

2.甘草生用则通，炙用则补。生甘草以清热解毒见长，炙甘草则以补中益气较胜。

桃仁配红花

（一）异同点

	相同点	不同点
桃仁	归经：入心、肝经	味苦、甘，尚入大肠经
红花	功效：活血祛瘀	味辛，性温

（二）配对应用

1.**血滞经闭腹痛**　两药常配四物汤，名为"桃红四物汤"。

2.**瘀血内阻胸痛**　用桃红四物汤加柴胡、枳壳、桔梗、牛膝、甘草，即血府逐瘀汤（《医林改错》）。

3.**跌打损伤，恶血留于胁下疼痛**　两药配对加柴胡、瓜蒌根、当归、大黄、穿山甲、甘草，即复元活血汤（《医学发明》）。

4.**风疹、瘾疹**　两药相配，再加鸡血藤、防风、蝉蜕、赤芍。曾于临床应用，效果比较好。

（三）注意

月经过多忌用，孕妇亦忌用。

（四）说明

1.桃仁与红花均能祛瘀，但桃仁在血证中应用比红花更广泛。对于热证血瘀，桃仁较常用；对于心腹瘀痛，红花效更佳。红花大量则活血破瘀，小量则养血和血。

2.红花有扩张血管、降压作用，并能维持较长时间。桃仁另有润燥滑肠作用，用苦杏仁相配治便秘。前人认为苦杏仁行气，便秘见气郁者较适宜；桃红行血，便秘见血滞者较适宜。并参考脉象用药，脉浮属气用苦杏仁，脉沉属血用桃仁。

蒲黄配五灵脂

（一）异同点

	相同点	不同点
蒲黄	性味：味甘，性平 归经：入肝经	属止血药，入心包经，生用行血，炒用止痛
五灵脂	功效：行气，消瘀，止痛	属活血药，能通利血脉

（二）配对应用

1.*产后瘀滞，小腹急痛*　两药合用，即失笑散（《太平惠民和剂局方》）。

2.*月经过多症*　两药相配，但必用炒蒲黄，再加当归、川芎、延胡索。

3.*慢性结肠炎*　两药常配葛根芩连汤。徐老临床应用，效果比较满意。或兼脾气虚再加党参、白术，疗效甚为理想。

（三）注意

1.两药均有散瘀作用，且据报道有收缩子宫作用，故孕妇忌用。

2.脾胃虚弱者慎用。

（四）说明

1.失笑散作为化瘀的基本方，对一般的瘀痛证均适用。

2.蒲黄生用行血祛瘀，炒用收敛止血。

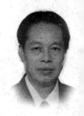

3.五灵脂畏人参，禁同用。

4.《本草从新》言五灵脂"行血宜生，止血宜炒"。

三棱配莪术

（一）异同点

	相同点	不同点
三棱	性味：味苦 归经：入肝、脾经	性平
莪术	功效：破血行气，消积止痛	味辛，性温

（二）配对应用

1.血滞经闭腹痛　两味同用效果才佳。虚人与党参、白术等健脾益气药同用，以免损伤正气。

2.肝纤维化、肝硬化、脂肪肝　两药常加党参、黄芪等补气药，以达扶正祛邪的目的。曾临床应用，取得一定效果。

3.食积疼痛　两药同用，加入山楂、白术、鸡内金等消食积健脾药，以荡涤积滞，通则不痛。

4.癥瘕积聚　两药同用，添加大黄、延胡索、姜黄、牛膝，再加参芪，使破中有补、动中有静，破削之中不伤元气。

（三）注意

1.两药均有破血行气作用，妇女月经过多不用。

2.孕妇忌用。因两药破血行气，且能堕胎。

（四）说明

1.两药同用为治积聚诸痛之要药。

2.三棱活血之力优于莪术，莪术理气之功胜于三棱。故祛瘀消积用三棱，行气止痛用莪术。

乳香配没药

（一）异同点

	相同点	不同点
乳香	性味：味苦 归经：入肝经	味辛，性温，且入心、脾经
没药	功效：活血散瘀定痛	味苦，性平，仅入肝经

（二）配对应用

1.瘀血阻滞证　一般配桃仁、红花、血竭等。

2.心腹血瘀诸痛　使用活血祛瘀方剂的基础上加用乳香、没药，可加强活血镇痛作用，进一步提高对心绞痛的疗效。

3.风湿痹痛　两药加鸡血藤、威灵仙、当归、川芎、防风，临床治疗风湿关节痹痛，止痛效果确实好。

（三）注意

1.凡无瘀滞证者不用。

2.孕妇不宜用。

（四）说明

1.据《本草纲目》记载，乳香活血定痛伸筋，香窜入心，既能使血宣通而筋自伸，复能入肾温补，使气与血通

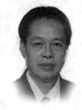

活，俾气不令血阻，血不被气阻，故功能生血。"没药散血，皆能止痛消肿生肌"。又云"乳香活血没药散血，皆能止痛消肿生肌，故二药每每相兼而用"。

2.《本草求真》云："乳香气味辛温，既能入气活血，又有没药之苦以破其瘀，则推陈致新。"足以说明古方治疗血瘀必用乳、没。

秘验方

久咳方

（一）止嗽一号

【组成】太子参25g，五味子9g，麦冬12g，荆芥10g，防风10g，前胡15g，桔梗15g，苦杏仁12g，牛蒡子10g，山芝麻15g，炙甘草6g。

【功效】益气养阴，疏风宣肺止咳。

【主治】气阴两虚，风寒未尽之久咳。症见：喷嚏，鼻塞，流清涕，喉痒，咳嗽，咳甚则短气，痰白清稀，恶寒怕风，乏力，无发热，舌质淡红，舌苔黄白相兼偏白，脉细略紧。

【用法】水煎服，每日1剂，早晚各服1次。

【方解】方中太子参补气生津，五味子敛肺滋肾，麦冬润肺养阴，炙甘草补脾益气、润肺止咳，取其静与守的作用；荆芥祛风解表，防风胜湿解痉，前胡降气祛痰，桔梗祛痰排脓，苦杏仁止咳平喘，牛蒡子利咽散肿，山芝麻清热解表，具有动与走的功能。全方动静结合，达到益气养阴、疏风宣肺止咳的目的。

【加减】若夹痰湿，咳而痰黏、胸闷、苔腻者加半夏10g、厚朴20g、茯苓15g，以燥湿化痰；若风寒外束，肺热内郁而见咳嗽、暗哑、气急似喘、痰液黏稠、口渴、心烦，或有身热者，俗称"寒包火证"，加生石膏30g、桑白皮20g、黄芩20g，以解表清里。

【点评】凡因外感风邪引起的咳嗽，病初首要是疏风，兼防治咳嗽，适当使用少许清咽、止嗽、化痰药。一般表证去咳则止，如果不及时控制，迁延日久变成久咳，其证实为余邪未尽除，故必扶正祛邪——即动静合参，才能收到根治的效果。

【案例】潘某，男，49岁。

患者于2001年5月不慎受风邪侵袭，出现喷嚏、鼻塞、流清涕、喉痒则咳、痰白清稀。进办公室吹空调受风，恶寒怕风明显，咳嗽频作。曾在某大医院输液、打针、服药（不详），经1个多月治疗，症状未瘳。自觉难以坚持工作，经人介绍，慕名来诊。诊见：恶寒怕风，无发热，咳嗽，咳甚则短气，乏力，舌质淡红，舌苔黄白相兼偏白，脉细略紧。辨为气虚风寒未尽之久咳。遂投止嗽一号方加减：太子参25g，五味子9g，麦冬12g，前胡15g，桔梗15g，苦杏仁12g，荆芥10g，防风10g，山芝麻15g，甘草6g。服药后症状日渐减轻，二诊加橘红、紫菀。共服药1周，咳嗽豁除，诸症消失，脉趋和缓，病告痊愈。

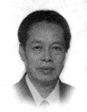

（二）止嗽二号

【组成】太子参（或党参）25g，茯苓30g，五味子9g，川黄连6g，法半夏15g，瓜蒌仁10g，川贝母10g，桃仁10g，桑白皮20g，地骨皮20g，生甘草5g。

【功效】益气健脾，清热化痰止嗽。

【主治】脾气虚，痰热内盛之久咳。症见：咳嗽痰多，色黄黏稠，不易咯出，咳甚气促，喉间干痛，舌质红，舌苔黄厚略干，脉滑数。

【用法】水煎服，每日1剂，早晚各服1次。

【方解】方中太子参补气生津，茯苓健脾安神，五味子敛肺滋肾，作为静药；川黄连清热燥湿，法半夏燥湿化痰，瓜蒌仁润肺化痰，川贝母化痰止咳，桃仁活血化瘀，生甘草润肺止咳，作为动药。动静结合，达到益气健脾、清热化痰止咳的目的。

【加减】咳甚者加金银花10g、浙贝母15g、炙枇杷叶20g，宣肺清热止咳；肺热甚者加黄芩20g、鱼腥草15g，清泄肺热；咽痛者加射干15g、青果10g，清热利咽；心烦口渴、尿赤、舌质红、苔薄、脉濡数者，加鲜荷叶30g、鲜藿香25g以疏风解暑。

【点评】本方仿意，来自小陷胸汤、生脉散、泻白散三方药物，择优适当加减而构成。脾虚选太子参或党参、茯苓、五味子等作为"静"药，以固守脾肺之气；小陷胸汤、泻白散清热化痰止嗽，作为"动"药，以求清除痰热的病因。如此动静并治，效多益彰。

【案例】周某，男，60岁，于2003年11月初诊。

患者反复咳嗽5年，再发加重2个月。经用西药治疗效果不明显，遂来求中医治疗。诊见：咳嗽痰多，色黄黏稠，不易咯出，咳甚气促，喉间干痛，舌质红，舌苔黄厚略干，脉滑数。原有慢性支气管炎病史，常因外感而致咳嗽反复发作。西医诊为慢性支气管炎并感染。中医辨为脾虚痰热久咳。遂投止嗽二号方加减：党参25g，茯苓30g，五味子9g，桑白皮20g，地骨皮20g，川黄连6g，法半夏15g，瓜蒌仁10g，川贝母10g，黄芩6g，甘草5g。标本兼治，动静合参。服药1个月，咳嗽等症状明显改善。尔后以此方为基础，适当增损，调治1个月，症状日渐改善，体质逐渐恢复，最终久咳得到有效控制，病未再作，病人满意，连声感谢。

（三）止嗽三号

【组成】党参15g，白术10g，茯苓25g，诃子15g，橘红10g，制半夏12g，紫苏子9g，白芥子10g，桃仁10g，全瓜蒌9g，炙甘草5g。

【功效】健脾益气，宣肺降气，祛痰止嗽。

【主治】脾胃虚弱，痰湿内阻之久咳。症见：咳声重浊，痰多黏腻，咯出痰缓，食欲不佳，大便稍结，舌质红，苔黄白相兼厚腻，脉缓怠无力。

【用法】水煎服，每日1剂，早晚各服1次。

【方解】方中党参补中益气，白术补气健脾，茯苓健脾安神，诃子敛肺利胃，炙甘草健脾润肺，取其静与守的功能；橘红与制半夏燥湿化痰，紫苏子止咳平喘，白芥子温肺祛痰，桃仁活血祛瘀，全瓜蒌清肺化痰，用其动与走

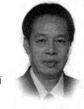

的一面。药物一动一静，动静结合，以达健脾益气、宣肺降气、祛痰止咳的目的。

【加减】痰热甚者加竹沥10g、天竺黄15g、竹茹9g清热化痰，或冲服蛇胆、陈皮末以增强清热化痰止咳之力；痰黄如脓或腥臭酌加鱼腥草15g、薏苡仁20g、冬瓜子30g清热化痰解毒。

【点评】脾胃痰湿久咳，临床见证较多，组方选药应掌握三点：一是健脾益气药首当其冲，以杜绝生痰之源；二是燥湿化痰药不可少，以治其标；三是宣肺降气，以调顺肺之肃降功能，达到豁痰止咳的目的。

【案例】李某，男，17岁，学生。

患者反复咳嗽3年，再发频咳月余。胸片示两肺纹理粗乱，未见肺实质病变。咳声重浊，痰多黏腻，咯出咳缓，食欲不佳，大便稍结，舌质红，苔黄白相兼厚腻，脉缓怠无力。曾自购多种止咳药内服无效。其母带来就诊，辨为脾胃虚弱、痰湿内阻久咳。选用止嗽三号方加减：党参15g，茯苓25g，白术10g，橘红10g，全瓜蒌9g，紫苏子9g，制半夏12g，桃仁10g，炙甘草5g。执药7剂，水煎服，日1剂。服药后，咳则痰出，咳嗽日减。二诊：咳缓，痰液易出，喉咙较舒，大便变溏，脉趋和缓有力。守方去瓜蒌、桃仁，加神曲9g，再投7剂，咳嗽停止。后用异功散加味调治一个疗程，病告痊愈。

（四）止嗽四号

【组成】太子参25g，沙参15g，玄参15g，玉竹15g，百合15g，怀山药20g，矮地茶30g，穿破石30g，百部12g，

徐富业

栀子9g。

【功效】 养阴清肺，健脾益气，活血止血，止咳化痰。

【主治】 气阴两虚之久咳。症见：咳嗽频频，夜间尤甚，烦热盗汗，软困乏力，咳痰夹血丝，胸痛不适，形体较瘦，两颊较红，大便稍秘，夜寐欠宁，舌质红，苔薄略干，脉细数。

【用法】 水煎服，每日1剂，早晚各服1次。

【方解】 方中太子参补气生津，沙参清肺养阴，玄参养阴生津，玉竹滋阴润肺，百合润肺止咳，怀山药健脾补肺，具有静与守的作用；矮地茶、穿破石祛风利湿，百部润肺止咳，栀子清热利湿，具有动与走的作用。全方动静结合，达到养阴清肺、健脾益气、活血止血、止咳化痰的目的。

【加减】 痰中带血加牡丹皮10g、白茅根15g、仙鹤草20g、藕节30g清热止血；潮热酌加枸骨叶15g、银柴胡20g、青蒿15g、鳖甲15g（先煎）、胡黄连10g以清虚热；咯吐黄痰加海蛤粉15g、知母10g、黄芩9g以清热化痰。

【点评】 此方是20世纪80年代治疗"老慢支"拟定处方之一，方中大量养阴益气药作为配方"静药"部分，方中还有穿破石、矮地茶两味草药作为配方"动药"部分。现代药理研究表明，上药均具有抑制结核杆菌作用，临床延伸应用治疗肺结核，对于改善症状亦收到良好的效果。

【案例】 张某，女，59岁。

患者肺结核病史20余年，于2001年10月就诊。诊见：

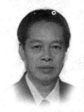

咳嗽频频，夜间尤甚，时达3个月，烦热盗汗，软困乏力，咳痰夹血丝，胸痛不适，形体较瘦，两颊较红，大便稍秘，夜寐欠宁，舌质红，苔薄略干，脉细数。辨为气阴两虚久咳。建议先到传染病医院诊治，医院确诊为肺结核复发，并给予抗痨药治疗。患者要求服中药，处方：太子参25g，沙参15g，玄参15g，山药20g，矮地茶30g，穿破石30g，百部12g，玉竹15g，百合15g，栀子9g，地骨皮20g。治疗1周后，痰中无血，咳嗽减缓，盗汗减少。继服1个月，诸症大大减轻。随后以本方为底方，坚持用药半年，咳嗽得到有效控制，拍胸片示结核灶已吸收钙化，患者恢复如常。

脾胃病方

（一）清胃饮

【组成】川黄连5g（打），川厚朴10g，法半夏15g，石菖蒲9g，芦根20g，白术10g，川楝子10g，延胡索10g，蒲公英30g，广木香9g（后下），吴茱萸2g，甘草6g。

【功效】清除胃中湿热，行气止痛。

【主治】胃溃疡，十二指肠球部溃疡，急、慢性胃炎等胃肠疾病。症见：胃脘部灼热痛或辣痛、胀痛，嗳气，泛酸，欲吐，口苦，口臭，进餐后痛楚益甚，或兼见食欲减退，脘痛及腹，大便溏烂不畅，或大便溏秘交作等，舌质红，舌苔黄厚或腻，脉弦滑，或弦滑略数。

【用法】水煎服，日1剂，早晚各1次。

153

【方解】方中黄连清热燥湿；厚朴行气化湿；石菖蒲芳香化浊；法半夏化湿和中；芦根清胃热止吐；白术补脾益气，性温燥湿，助消化，并具有一定止呕、止泻作用；广木香行气止痛，醒脾胃，促进吸收；川楝子行气止痛，配合延胡索活血、理气止痛；蒲公英清热解毒；吴茱萸下气止痛，配黄连即左金丸，川黄连苦寒清火或清热，吴茱萸辛以散郁，两者协调，达到辛开苦降的目的。

【加减】溃疡出血或胃炎糜烂出血者，加炮山甲10g、鸡内金10g、三七6g、白及10g；兼见气滞加合欢花9g、素馨花6g；食滞加山楂10g、麦芽30g；痛甚胃气上逆者沉香易广木香9g；泛酸较多加海螵蛸15g、瓦楞子20g；大便湿热泄泻者加黄芩9g、葛根20g。

【点评】此方由连朴饮化裁，为脾胃湿热基本方。若治疗胃肠湿热兼见胁痛肝胆湿热证（急、慢性乙型肝炎），也是临床选择良方之一。配入金铃子散专治热性脘腹痛，镇痛效果确实可靠。连朴饮中已备川黄连，加吴茱萸即成左金丸。黄连苦寒清热，稍佐吴茱萸辛以散结，郁散则火热随之而泄。吴茱萸味辛，气味浓郁，性大热，故用量宜少不宜多，一般用2g即可，多用则改变原方清热功能，导致温里的作用，所以量大的结果弊多利少。蒲公英味苦甘，性寒，具有健胃作用，用药宜大，可用30～60g。其同川黄连、芦根并用，有加强清胃热、胃火的作用。据中药新用之意，三味同用，具有杀灭幽门螺杆菌效果。临床所见此证候，Hp多见阳性，故非用不可，否则热气不去，胃中幽门螺杆菌未灭，病根难除。

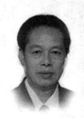

【案例】覃某，男，43岁，2003年5月11日就诊。

患者诉反复上腹部灼热辣痛5年，再发症状加重2个月。胃镜检查结果：十二指肠球部溃疡，胃窦部糜烂并出血，Hp（＋）。曾到市某医院住院治疗半个月，症状好转出院。出院后症状复发如故，慕名求治于徐老。就诊所见：以胃脘部灼辣痛为主，饥饿时辣痛尤甚，伴嗳气、泛酸、欲吐，大便溏烂，登厕难解，舌质红，苔黄厚腻，脉象弦滑稍数。辨为胃脘痛，脾胃湿热证。投自拟经验方清胃饮，水煎服，日1剂。连服3周，自觉症状日渐减轻，舌苔厚腻渐退，仍有泛酸，原方加海螵蛸15g、瓦楞子25g、炮山甲12g、鸡内金10g。再服5周，诸症基本消除。尔后原方适当减量，配入异功散加强益气健脾行气作用，综合调理1个月。复查电子胃镜示：原溃疡愈合，胃窦部未见糜烂、出血。病告痊愈。1年后随访，患者诉上述症状无再发，正常经商谋生。

（二）养胃饮

【组成】太子参15g，沙参12g，玉竹12g，麦冬10g，石斛20g，芦根20g，葛根20g，川楝子9g，广木香9g，生甘草6g。

【功效】益气养阴，清除虚热，理气止痛。

【主治】胃溃疡，十二指肠球部溃疡，尤其萎缩性胃炎等。症见：胃中微觉灼热疼痛或隐痛，口干不欲饮，或饮不多，食少，饥饿时胃脘不适，大便稍秘难解，过食油炸燥热食品则症状加重，舌质干红，舌苔薄黄干少津。

【用法】水煎服，日1剂，早晚各1次。

【方解】 方中以太子参、沙参、玉竹、石斛等一派益气养胃阴药组成为主药，配入芦根、葛根、生甘草清热生津以协助护阴，用川楝子、广木香理气行气以达到气行、通则不痛的目的。

【加减】 疼痛明显者，加台乌药10g、素馨花6g；口干涩加天花粉10g、乌梅6g；胃胀加佛手9g；兼见食滞加山楂10g、谷芽30g、鸡内金10g；中气虚加黄芪10g、白术9g；如西医确诊为萎缩性胃炎，胃脘疼痛食后尤甚，口臭，苔黄变腻者，加川黄连5～6g、知母10g、焦山栀10g；兼血瘀者加蒲黄6g、五灵脂6g、三七6g、白及9g；兼便秘加火麻仁25g、桃仁15g。

【点评】 养胃饮是治疗胃阴虚证的主方，药物以益气养胃为主。阴虚则津液不足，胃失柔润，故需一派滋阴润燥之品。但用药量确有技巧之妙：一般初期量宜轻，量大则易见大便溏烂，甚则泄泻，患者不接受坚持治疗；待胃气渐复、阴津回升之机，转入中期治疗，药量适当增加，尤其是太子参、石斛两味；病情稳定，向愈转归，进入后期调养，缓图而治，药量比初期适减，特别是芳香行气燥热之药，少佐为佳。此证候西医认定为萎缩性胃炎，病理检查无恶变应坚持治疗，长则半年或更长时间，中途停药则徒劳无功。

【案例】 黄某，女，73岁，于2002年11月5日就诊。

患者诉反复胃脘轻微灼热胀痛20余年，再发症状加重1个月。诊见：胃脘部灼热胀痛，痛无定时，饥饱均痛，无嗳气、泛酸、呕吐，食欲日渐减退，大便燥结难解，1

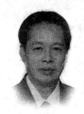

年内体重减轻20余斤，形体瘦，精神差，自悲命尽，舌质干红，无舌苔，脉沉细略数。胃镜及病理均诊断为"慢性萎缩性胃炎"。辨证为胃阴虚证。予以自拟养胃饮治疗2个月，症状减轻，饮食量增，大便通畅，舌苔稍长，舌稍润。药已对证，守方加蒲公英30g、石斛25g，坚持治疗半年，痛楚基本豁除，精神转佳，体重增加，舌质淡红，苔薄黄有津。胃镜复查示"慢性浅表性胃炎"。病情稳定，无特异变化，为巩固疗效，仍以原方增损，药量递减，继投半年不停药。嘱其心情舒畅，根据爱好适当娱乐，避食辛辣油炸之品，配合清淡饮食。经常见面随访，时达3年，患者身体康复如常，欢乐度日。

（三）温胃饮

【组成】党参30g（或红参10g），白术15g，干姜12g，广木香10g（或沉香6g）（后下），藿香10g，香附10g，丁香2~3g，素馨花9g，台乌药15g，川厚朴10g，炙甘草6g。

【功效】补脾温中，祛寒暖胃，理气行气止痛。

【主治】胃溃疡，十二指肠球部溃疡，慢性浅表性胃炎，慢性糜烂性胃炎，慢性肥厚性胃炎，十二指肠炎，胃窦炎等。症见：胃痛隐隐，泛吐清水，嗳气频作，喜暖喜按，遇寒辄发，胃冷背冷，四肢不温，舌质淡白，脉沉软或沉迟紧。

【用法】水煎服，日1剂，早晚各1次。

【方解】方中以理中丸（汤）为基本方，药物以温性药为主，意在祛除中焦之沉寒痼冷。不论寒邪直中或寒邪内生，均用温中祛寒之法。方中干姜温中祛寒；白术健脾燥湿；党参补气益脾；炙甘草和中补土。古人认为此方为治疗中焦虚寒的要方，据现代研究显示，干姜含有挥发油及姜辣素等，能促进血液循环，服后胃肠有温暖感，即所谓"温中散寒"作用，故温中土虚寒。治疗本证，温胃饮作为首选方。人参大补元气、补脾益气、扶助正气，提高机体抵抗疾病能力；党参功同人参，力较弱（人参甘微温，党参甘平，根据病人接纳情况选择人参或党参）；方中"四香"均属理气行气药，病本属寒，寒则气滞，故温中散寒、行气止痛；乌药辛温、素馨花辛平，温平相配，燥而不烈，协同"四香"理气止痛，功效甚捷。

【加减】胃中寒痛较明显并有呃逆较重，一般缠绵难止，此时去广木香而选用沉香温里下气，气沉则呃逆嗳气缓解；大便秘结难解、脘腹胀痛者加槐花10g、枳实10g；久服、多服理气药易损阴，疼痛不休，此时宜重用白芍30g，原方已有甘草，即芍药甘草汤缓急止痛之意；大便溏烂、肠鸣者加神曲9g、防风10g以助消化行气。

【点评】治疗中，审慎虚寒、气虚、气滞。定方注意采用动静并治法，以补益、温补、固涩药为"静"药；以行气、理气、消导药为"动"药。如此动静相配，效多益彰。方中选用党参者，党参需量大，一般用30～50g。此品鼓舞阳气、振动中气，而无刚燥之弊，量大无不良反应。此外，方中党参与干姜结合，刚柔相济，恰到好处。

【案例】陈某，男，58岁，2001年12月5日就诊。

患者反复胃胀隐痛10年，症状加重半个月来门诊治

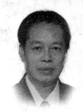

疗。诊见：胃脘胀痛，嗳气，泛吐清水，遇寒或进冷饮则痛感益甚，喜暖喜按，疲乏无力，四肢冷，时或背冷，平时易感冒，纳食不多，大便稍溏，舌质淡，脉细软或沉迟。胃镜诊断为"慢性十二指肠炎、胃窦炎"。辨证为脾胃虚寒证。执方自拟温胃饮：党参25g，白术12g，干姜12g，广木香9g（后下），藿香9g，香附9g，丁香2g，素馨花9g，台乌药15g。服药1周，胃痛症状好转，仍觉畏寒肢冷。考虑久病中气虚惫，阳气不振，原方加黄芪25g补中益气、扶助阳气、温散寒气。连续1月余，诸症基本解除，最后用香砂六君子汤调理善后。患者自述一切如常，不同意胃镜复查，嘱患者忌食寒凉冰冻之食物。3年后因外感来诊时询知，原病无特殊，病告痊愈。

（四）健脾饮

【组成】党参25g（或人参9g），白术12g，茯苓30g，怀山药30g，陈皮5g，神曲9g，鸡内金10g，玫瑰花6g，炙甘草5g，砂仁4g（后下），山楂10g。

【功效】补脾益气，助运行气。

【主治】各种慢性胃炎以及胃溃疡、十二指肠球部溃疡等慢性病变。症见：脾胃气虚，运化力弱，脘腹隐隐疼痛，脘痞腹胀，纳食减少，口淡乏味，少气懒言，四肢倦怠，面色萎黄，神疲乏力，大便溏泻或完谷不化，每因进食生冷油腻及不易消化的食物而加重，舌质淡苔白，脉沉细弦。

【用法】水煎服，日1剂，早晚各1次。

【方解】方中以四君子汤为底方，以求甘温健脾益

159

气；少许陈皮理气助运；砂仁调中行气醒脾，与陈皮配对治疗胃脾气滞并治便溏腹痛；鸡内金、山楂、神曲等消化类药物主要用于开胃消食、导行积滞，因消导药具有促进胃液分泌、胃肠蠕动和消化食物的作用；脾虚易泄泻，故选玫瑰花收涩止泻，并能疏肝和胃止痛。

【加减】如服药1周仍未缓解，引起肝气不舒，导致胃痛及胁痛，再加素馨花6g、合欢皮6g疏肝和胃缓痛；久服口干舌燥、胃脘有轻微烧灼感者加川楝子6g、延胡索9g；脾虚夹湿腹泻重者加薏苡仁25g、扁豆25g、石榴皮15g；乏力气短、中气不足者加黄芪15g；纳呆脘痞明显者加枳壳9g，加重焦白术用量；兼有嗳气泛酸者加瓦楞子20g。

【点评】此证型的特点，以脾胃气弱为因，以食积不化、阻滞不通则痛为果。故治因为本，治标次之。单一治标吸收困难；单一治本，运用大剂量补益药，急于求成，会反不得其果。故亟须运用"动静并治"之理，用四君子汤补气补脾作为"静"与"守"药、助运消导行气之类作为"动"与"走"药，如此动静结合，久病则已。盖因脾胃虚多，气滞较少，故组方"静"药大于"动"药，诊察虚滞关系，予以调节动静平衡方显疗效。此方若加疏肝、柔肝药，还可治疗肝郁脾虚证、肝郁脾湿证。

【案例】张某，女，58岁，于2006年8月27日就诊。

患者反复胃脘部隐隐疼痛2年，再发症状明显1周来门诊求治。胃镜检查示：慢性浅表性胃窦炎；胆汁反流性胃炎。长期服西药无效。诊见：胃脘隐隐作痛，时或胀痛，疼痛无节律，伴有泛酸，欲吐，兼见食欲不振，纳谷无

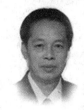

味，大便稍溏，形体较瘦，面色萎黄，舌质淡，苔白，脉沉细略弦。中医辨为脾胃虚弱证，予以健脾饮加海螵蛸12g治疗。服药1周，症状缓解，大便溏，日2～3次，无黏液脓血。加怀山药30g、白扁豆25g，再服1周，食欲增加，大便成形，日行1次。随后守首次方适量增减，连服1月余，胃痛消失，自觉一切良好。停药半个月，因饮食不节，偶有胃胀，在原方基础上，随证变通，诸症豁除。

（五）胃肠合剂

【组成】党参20g，白术10g，茯苓25g，砂仁9g（后下），陈皮6g，广木香9g（后下），川黄连6g，法半夏12g，黄芩6g，葛根20g，神曲9g，白芍20～30g，玫瑰花9g，甘草6g。

【功效】健脾益气和胃，清除胃肠湿热。

【主治】慢性胃炎，慢性肠炎，尤其是脾虚大肠湿热证。症见：脾胃虚痛，下腹烧灼胀痛，食冷则胃痛，食辛辣则腹胀，大便稀烂，日行3～4次，多则5～6次，排便不畅，肛门不舒，时见脘腹同时作痛，舌质淡，苔黄厚，脉弦滑，重按力弱。以每因饮食无节、起居无常则症状易见为特征。

【用法】水煎服，日1剂，早晚各1次。

【方解】自拟胃肠合剂由两个方加味组成：一是香砂六君子汤，《古今名医方论》中治疗脾胃不健，促进消化吸收；二是葛根芩连汤，《伤寒论》中清解大便湿热。又方中白芍合甘草缓急止痛，神曲助消化止泻，玫瑰花收敛止泻又止痛。

【加减】如兼气滞偏热加川楝子10g、延胡索10g；若胃虚兼寒加干姜10g；食滞加山楂10g、麦芽30g；肝火加吴茱萸4g；兼见血瘀加桃仁10g、红花6～9g；呕吐加藿香10g、佩兰10g。

【点评】本证候以脾胃虚弱为本、大肠湿热为标，虚实夹杂，实为中焦虚、下焦热。如果一般用药比较困难，单治胃可能肠也不好，单治肠可能胃也不好。综合考虑，胃肠同治好。拟方只有运用"动静并治"，以香砂六君子汤中四君子汤作为"静"药，以"葛根芩连汤"作为"动"药，如此动静结合，调节体内动静平衡。

【案例】马某，女，48岁，于2003年7月8日就诊。

患者诉反复上腹部、下腹部疼痛3年余，再发症状加重慕名求医。诊见：胃脘部隐痛，下腹胀痛，自觉胃脘空虚感，上腹按之痛缓，左下腹按之痛甚但无反跳痛，伴嗳气、欲吐，大便溏烂，日行5～6次，量少，排便不爽，舌质淡红，苔黄白相兼厚腻。曾到多家医院及个体诊所诊治，服消炎、止痛西药以及中药均无效。诊时天气炎热，气温35～36℃，身着长袖厚外衣仍觉怕冷，但无外感表证。面色萎黄，形瘦目陷，精神萎靡，诉语低沉无力。曾到市某医院做胃镜检查，诊断为"慢性浅表性胃窦炎"。肠镜报告：慢性结肠炎，胃肠均未发现肿物。深究病情复杂，本体虚弱，中阳不振，下焦肠腑湿热困扰，考虑胃肠同治适当。辨为脾胃虚夹湿热证，选用自拟胃肠合剂治疗。用药1周，果然见效，服药舒适，症状大减。药扣病机，原方适当增损，坚持服药月余，效果显著。随后继服2

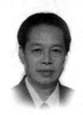

个月，诸症悉除，体重增加20斤，面色红润，精神奕奕。运用动静并治，效果满意。2004年5月CCTV-4"中华医药"栏目组采访报道时，患者自述身体健康，一切如常。

肝病方

（一）茵蒲退黄饮

【组成】茵陈25g，蒲公英30g，大黄9g，栀子10g，黄芩9g，郁金9g，山楂10g，当归9g，生地黄20g，党参15g，茯苓30g，麦芽30g，甘草6g。

【功效】清热解毒，理气助运，补血凉血，健脾益气。

【主治】急、慢性肝炎和急、慢性胆囊炎之肝胆湿热证、脾胃湿热证、肝郁脾湿证、脾虚湿困证。症见：身目发黄，右胁胀痛，腹部胀满或胀痛，发热或不发热，口苦，口渴，纳呆厌油，恶心呕吐，尿黄，脘痛及腹，便秘或便溏，舌质红，舌黄滑腻，脉弦滑数。

【用法】水煎服，每日1剂，早晚各服1次，重症者可日服2剂。

【方解】方中以茵陈、蒲公英为君药，重在清解湿热疫毒；臣以大黄、栀子、黄芩，加强清热导利导泻之力；郁金活血疏肝，解郁止痛；山楂、麦芽消导助运；当归、生地黄补血凉血；党参、茯苓健脾益气；甘草解毒和味。

【加减】若退黄慢者，加白茅根30g、滑石20g加强利小便；若便秘加莱菔子20～30g；呃逆者加法半夏15g、竹茹10g、芦根15g；肝病初有瘀者用活血药；腹胀明显者加大腹皮20g、川厚朴10g等；肝郁气滞者加柴胡10g、合欢花15g等。

【点评】黄疸的发生，多因湿热疫毒侵犯脾胃，累及肝胆，以致胆汁不循常道外溢而致。身目发黄、尿深黄为主症。故应首选清热解毒、利湿药为主；其次理气活血健脾不可少。利湿药多伤脾胃，益气健脾可一防正气不足、药无效，二防黄退后肝肋疼痛加重。如此取药，泻中有补、疏中有养、动静合璧，成功率高。

【案例】方某，女，40岁，2000年3月15日就诊。

患者面目发黄、尿黄、软困、厌油腻1个月。来诊时查乙肝两对半结果为"大三阳"。肝功能：黄疸（++）、黄疸指数46IU、ALT 824U/L、AST 599U/L、GGT 829.9U/L、TTT 22.8U、TBIL 79.9μmol/L、DBIL 46.6μmol/L、IBIL 38.3μmol/L。诊见：不欲饮食，大便秘结，面目肌肤发黄，舌质红，苔黄厚腻，脉弦滑数。西医诊为"慢性活动性乙型肝炎"，中医辨为肝胆湿热证。处方：茵陈30g，蒲公英30g，大黄9g，栀子10g，黄芩9g，当归10g，生地黄20g，茯苓30g，郁金12g，山楂10g，麦芽30g，甘草6g。水煎服，每日1剂。连服1个月。二诊（4月15日）：自觉症状明显改善，黄疸已不明显，尿深黄变为浅黄，饮食有味，食量增加，舌质红，苔黄稍厚不腻。守上方去大黄，再投药1个月。三诊（5月16日）：自觉症状基本消失，苔薄黄，脉趋和缓。复查肝功能：ALT 53.1U/L，余项正常。继服上药。四诊（7月3日）：自觉症状消失，苔薄黄。复查乙肝

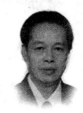

两对半：HBeAb（+）、HBcAb（+）、余项（-），肝功能恢复正常。身体康复。

（二）芪蒲饮

【组成】黄芪20g，太子参（或党参）20g，丹参15g，赤芍20g，鳖甲15g（先煎），莪术10g，绵马贯众10g，白花蛇舌草25g，蒲公英30g，麦芽25g，山楂10g，垂盆草15g，甘草6g。

【功效】益气健脾，清热解毒，活血祛瘀，助运消导。

【主治】慢性病毒性肝炎的气阴两虚夹湿热证、肝胆湿热夹瘀证、肝胃不和证、脾虚湿困证。

【用法】水煎服，每日1剂，早晚各服1次。

【方解】方中用黄芪、太子参益气健脾，补虚固本，提高人体正气，有利于保肝护肝；选丹参、赤芍、鳖甲、莪术活血祛瘀软坚，抗肝纤维化，防止肝硬化；以绵马贯众、垂盆草、蒲公英、白花蛇舌草等清热解毒祛湿；辅以麦芽、山楂助运消导，改善消化吸收功能。

【加减】证见湿热重者，加茵陈30g、茯苓25g；湿热夹瘀再加泽兰12g、川芎10g；胁腹痛者加川楝子10g、延胡索10g、合欢花9g、素馨花6g；嗳气、呃逆、呕吐加藿香10g、橘红9g；嘈杂吞酸加海螵蛸15～20g；口渴口臭者加竹茹9g、竹叶10g等。

【点评】慢性乙型肝炎临床表现气虚或气阴两虚证候比较多见，因此，首先把握虚之本末。本虚者扶正才能祛邪，故首选参芪。本病祛邪选用蒲公英等清热药，用量宜重不宜轻。尤其蒲公英量达60~90g都不怕苦寒，该品有单味"蒲公英汤"，治一切毒热证，古人有用数两甚至半斤者。据报道此药另有护胃保肝作用，凡肝病均可应用。湿热困扰肝胆、脾胃，日久从瘀亦有所见，配伍择用活血祛瘀药是合理的。

【案例】杨某，女，15岁，1998年12月2日就诊。

患者初中将毕业时在县医院体检，查乙肝两对半呈"小三阳"，肝功能：ALT 99U/L、AST 87U/L、GGT 48 U/L，余项正常。其父着急，另找医院复查肝功能，ALT、AST仍是偏高，慕名来诊求治。诊见：身体瘦弱，自觉软困乏力，精神欠佳，食欲减少，时或欲吐，大便稍溏，日2~3次，小便较黄，无腹痛，舌质淡红，苔略黄厚，脉细弦。辨为脾虚夹湿热证，投予芪蒲饮加减，治疗中适添白术、鸡内金、陈皮、神曲、扁豆等。治疗2个月，自觉症状改善，尤其食欲增加，精神转佳。复查肝功能恢复正常，乙肝表面抗原阳性、核心抗体阳性。继服原方，随证化裁。连服3个月，诸症消失，乙肝两对半各项均转阴，肝功能各项均正常，病告痊愈。其父担心检查不准确，曾到三家医院检查均正常，证实此病例乃为中药治愈。

（三）巴蒲饮

【组成】巴戟天10g，肉苁蓉15g，鸡血藤30g，赤芍20g，绵马贯众10g，白花蛇舌草25g，垂盆草20g，胡黄连6g，木瓜12g，山楂10g，大枣6g。

【功效】补肾益精，补血活血，清热解毒，酸甘化阴。

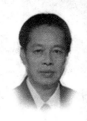

【主治】慢性乙型肝炎的肝肾两虚兼见肝胆湿热、脾胃湿热证。症见：右胁隐痛，腰膝酸软，头晕，耳鸣，面色晦暗，脘痞腹胀，便溏不爽，舌质红，苔黄较厚，脉细数或弦。

【用法】水煎服，每日1剂，上、下午各服1次。

【方解】方中巴戟天、肉苁蓉都有一定的滋肾益精、补阳滋阴作用，配合鸡血藤、赤芍，补血、活血、凉血，缓解肝脏湿郁所化之热；绵马贯众、白花蛇舌草、垂盆草、胡黄连清热解毒，化解湿邪疫毒；木瓜、山楂为酸甘化阴、解除胁痛要药。全方组成原则是阴阳协调、动静合参。

【加减】若证偏于阴虚者，加山茱萸15g、女贞子10g；胁痛及腰痛甚者加川续断10g、川杜仲10g、牛膝10g；耳鸣加桑椹10g；脘腹胀满食少加香橼10g、麦芽30g；呃逆者加代赭石15g（先煎）；脘胁痛加合欢花10g、素馨花15g。

【点评】肝肾两虚是肝阴长期亏耗，阴损及阳，肾阳虚损不能温煦，肝肾之阴阳皆亏的证候。本方本以治肝肾之阳虚为主，因配伍有凉血解毒之药，亦可用于肝肾阴虚证。

【案例】梁某，女，55岁，2001年8月15日就诊。

患者诉右胁隐隐作痛5年，西医检查诊断为"慢性乙型肝炎"。经多方治疗，痛楚悠悠不休，头晕，眼花，腰膝酸软乏力，睡眠不宁，体重减轻，精神差，面色黑、欠光泽，舌质稍暗红，苔薄黄，脉沉细略数。查乙肝两对半示表面抗原阳性；肝功能示ALT、AST偏高，余项正常。诊为慢性乙型肝炎，辨证为肝肾两虚夹瘀证。选用巴蒲饮加酸枣仁15g、首乌藤30g。连服2个月，自觉精神好，睡眠佳，胁痛减少、减轻，复查肝功能已正常。继守上方，加山茱萸15g、女贞子10g，连服4个月。半年后查乙肝两对半，各项转阴；肝功能正常；面色晦暗已渐消，身体恢复健康。患者现已年过古稀，能正常做家务劳动。

（四）一贯车苓饮

【组成】沙参15g，枸杞子15g，麦冬12g，川楝子10g，丹参20g，郁金12g，车前子20g（包煎），赤茯苓25～30g。

【功效】益阴柔肝，滋补肝肾，理气止痛，行水消肿。

【主治】慢性乙型肝炎的肝肾阴虚夹湿证，或肝肾阴虚腹水，或肝肾阴虚、瘀阻肝络病证（各种原因引起的肝硬化腹水）。

【用法】水煎服，每日1剂，早晚各服1次。

【方解】方中用沙参、枸杞子、麦冬三药共奏益阴柔肝、滋补肝肾之功，能提高补体水平、提高免疫功能；川楝子、丹参、郁金三药理气泻火、止痛；车前子、赤茯苓疏利膀胱湿热，行水消肿解毒。全方虚实兼治。

【加减】若腹胀大者，加大腹皮30g、槟榔6g、泽泻12g；大便秘结者加生地黄20g、玄参20g、桃仁15g、莱菔子20g；纳呆者加鸡内金10g、山楂10g、麦芽30g；兼脾虚便溏者加白术10g、山药25g、扁豆25g；血虚者加何首乌

15g。

【点评】此方是由一贯煎加减组成，一贯煎是肝肾阴虚代表方，临床用之效果好。加减在于适应本证候的变化，特别是阴虚见水肿、鼓胀。腹水治疗比较棘手，利水多则阴更伤，不利则更水肿，解决矛盾的关键点在于调整人体动静平衡。虚实夹杂之证，治当补清合参、补泻结合、动静并治。

【案例】李某，男，76岁，2004年8月3日就诊。

患者曾在某医院住院治疗，诊断为"慢性乙型肝炎后肝硬化伴腹水，脾大，肝功能轻度损害"，经治疗出院。1个月后病情反复来诊。诊见：面色暗黑，形体消瘦，腹胀，食欲不佳，右胁隐痛，腰酸步行无力，时觉头晕，耳鸣，两目干涩，睡眠不宁，梦多，舌红少津，脉细弦。辨证为肝肾阴虚夹湿阻证。予以一贯车苓饮加丹参20g、五味子10g、猪苓20g。服药1周，腹胀渐消，感觉舒适，饮食有增，大便正常，夜寐尚难，入寐梦多。考虑阴虚火升，加入龙齿30g、栀子6g、灯心草3g，再服1周，睡安。尔后以本方为基础，随证变通，共治疗5个月，诸症好转。半年后询知，无腹胀、腹水再生。

肾病方

金蒲饮

【组成】金银花25g，蒲公英35g，滑石25g，甘草6g。

【功效】清热解毒，利湿通淋。

169

【主治】尿路感染。症见：尿急，尿频，尿黄灼热，腰痛，大便结，苔黄腻，脉数或濡数。

【用法】水煎服，每日1剂，早晚各服1次。

【方解】方中金银花清热解毒；滑石利水通淋、清解暑热；蒲公英清热解毒、利湿；甘草具有泻火解毒、缓急及调和诸药的作用。全方具有清热解毒、利尿通淋的功效。

【加减】若兼肾阴虚，加墨旱莲、女贞子、山茱萸；若兼气阴两虚，加太子参、五味子、麦冬（生脉散）；若兼气滞，加广木香、砂仁、台乌药；兼有脾胃虚弱者，加党参、白术、茯苓、甘草、陈皮（异功散）；兼有结石者，加金钱草、海金沙、鸡内金、牛膝、地龙。

此外，本方加柴胡、青蒿、茵陈、姜黄，治疗急、慢性胆囊炎；加金钱草、海金沙、川楝子、鸡内金、郁金，治疗胆石症；加葛根、川黄连、黄芩，治疗急性肠炎；加猪苓、茯苓、白术、泽泻（四苓散），治疗急性胃肠炎，尤其适合泄泻频作而尿少者；加槐花、桃仁、地榆、莱菔子，治疗湿热型痔疮出血；加炒山甲、鸡内金，治疗慢性胃炎，尤其糜烂性胃炎、胃溃疡、十二指肠球部溃疡；本方加紫珠草、败酱草、车前草、鱼腥草，治疗非淋菌性尿道炎。

【点评】此方包括两个成方：一是滑石与甘草，名曰"六一散"，滑石味淡性寒、质重而滑，淡能利湿，寒能清热，滑能利窍；少佐甘草和中，且调和滑石寒滑太过。二是蒲公英一味，《医学衷中参西录》名曰"蒲公英

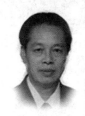

汤"，为清热解毒之良剂。另有金银花与甘草，专攻热毒、解浊邪。四味药合用，具有清热解毒利湿之功效。

【案例】覃某，女，41岁，1977年11月3日入院。

患者因尿急、尿痛、尿黄、尿道灼热伴发热、腰痛7天而入院。1976年3月曾有类似病史，某医院诊为"肾盂肾炎"，住院治疗半个月，症状缓解出院。回家参加劳动后常觉腰痛，食欲不振，精神欠佳。凡尿黄时则出现尿急、尿痛明显。多次在当地卫生院治疗，症状可缓解。此次上述病情加重，遂来求治。检查：体温38℃。脉搏82次/分。尿常规：蛋白（+），脓细胞（++++），白细胞（+++），红细胞（少）。尿培养有大肠杆菌及白色葡萄球菌生长。精神稍差，面色浮白，舌质淡，苔黄稍厚。西医诊为"急性肾盂肾炎"。中医诊为湿热淋，湿热兼脾阳虚型。予以金蒲饮加味：金银花30g，蒲公英30g，滑石20g，甘草6g，白术10g，茯苓25g。水煎服。翌日发热明显，体温升到39.4℃，脉搏115次/分。守方加黄芩、柴胡、野菊花各15g。连服3天，体温降至正常。第6天症状消失，尿检明显好转。再次服用金蒲饮2周，3次尿常规检查均正常，尿培养已无细菌生长。患者脾虚之体，后期调理脾胃半个月，诸恙尽除，病愈出院。8年后随访，病无复发。

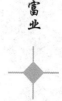

诊余漫话

动静并治理论与临床应用

中医学认为任何疾病的发生都在于阴阳偏盛偏衰。徐老在治疗慢性肝炎、脾胃病等疾病的过程中，在中医学阴阳平衡的基础上，调整其偏颇，将其定义为"动静并治法"。动静并治法作为一种学术创新思维，观点明确，临床应用中对于提高疗效有比较满意的效果。

（一）动静含义

自然界任何事物都具有对立统一的阴、阳两个方面，如天与地、昼与夜、寒与热等。阴阳之间有着密切的联系，阴阳互根、阴阳消长，实质上也就是动静变化现象。

徐老认为，药物同样具有动与静两个方面，譬如"走"与"守"，反映了"动"与"静"的含义。一般地说，具有辛、散、泻、利、活血、祛痰、解毒等作用的药谓之"动药"；具有酸、涩、温、补、滋养等作用的药谓之"静药"。

理解药物的动静特性对选药组方具有指导作用，临床中有实用价值。如脾胃虚兼气滞的病证，在应用四君子汤时，加一味行气药陈皮，名为异功散，恰符合益气健脾、理气和中的治疗原则。方中党参、白术、茯苓、甘草具有"守"与"静"的作用；陈皮具有"走"与"动"的作用。如此配方，体现了"走"与"守"、"动"与"静"

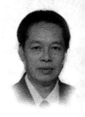

相结合的意义。

四君子汤　　　+　　　陈皮　　——→　益气健脾、理气和中
（静）　　　　　　　　（动）

四君子汤　　　+　　　二陈汤　——→　益气健脾、行气消导
（静）　　　　　　　　（动）

（二）动静必须

人体生命活动中，随时体现动静变化的过程。比如每个人都需要睡眠，对我们大多数人来说，生命中有超过1/3的时间在睡眠中度过。睡眠能消除疲劳、解除疾病痛苦，保证有足够的精力进行工作学习和生活。睡眠属"静"，工作学习属"动"，动静更替、劳逸结合，身体安康；人若有病，动静均受影响。治疗上动静并治，确有必须之理。如慢性肝炎、慢性胃肠炎等疾病，动静并治就是一条新的坦途。

中医学认为"肝主藏血"，肝有贮藏血液、调节血量的功能。当人体休息或睡眠时，部分血液归藏于肝；活动时，肝脏就把贮藏的血液运送到全身各个组织器官，以供需求。可见，"肝藏血"需要不断补充血液以使血有来源。中医学还认为"肝主疏泄"，肝气的特性是喜畅达而怕抑郁。疏泄是指肝具有疏散抑郁、排除积滞的作用。从西医学看肝的疏泄作用：一方面指肝能输胆汁，帮助消化。平时肝脏内微胆管不断分泌胆汁并贮藏于胆，需要时再由胆囊排于胆管而注入肠内。胆汁中胆酸可促进脂肪乳化、激活胰腺的脂肪分解酶、加速脂肪酸的消化和吸收。另一方面是说肝具有解毒功能。人体内各种毒素，随血液

运至肝内分别处理，部分经由胆汁排出，部分在肝内进行分解、解毒，变成较小物质排出。综上所述，若肝阴血虚，就需要具有"静"作用的补血之药；若肝郁气滞，就需要具有疏肝理气作用之"动"药。总之，肝的功能失调，考虑用动静并治法治疗更为适宜。

中医学认为"脾胃为后天之本"，脾胃在整个生命活动中起着主导作用，也决定了人生长壮老的全过程。李东垣认为人"有胃气则生，无胃气则死"。每当胃肠病发生，若不及时治疗，迁延日久，形成胃气虚弱或瘀滞不行，则疼痛不休。这是脾气不升、胃气不降，精气不能上输、糟粕难以下行的病理反应。胃以通为用，生理上的通降，病理反应为"滞"，包括气血、痰湿、寒热的瘀滞等。故治疗上必须突出一个"通"字，即用"动"与"走"之类的药物。此类药既有利的一面又有弊的一面，去瘀太过易伤胃气，清热化湿苦寒也伤胃气。故而在治疗上必须考虑恢复胃气，以达到扶正祛邪的目的。因此，在用药上，极需要党参、茯苓、白术、甘草等健脾益气药以固本培元，即用"静"与"守"之类的药物。如此考虑动静相加，权衡动静比例，量体施治，何有不宜？患有胃肠病者，临床上往往表现为消化、吸收功能差，脘腹作痛，食欲不振，大便或溏或秘，精神疲惫。病者急来求医，企盼一日可成，要求给予补药；亦有医者，顺应患者心理，予以补药。然一派滋补腻滞之品，进补之后受纳不了，反而脘腹疼痛不已，实为不知"清补有益、滋腻有害"的道理。亦见患者，自觉体虚、体力不足，自行食补鸡鸭鱼

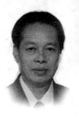

肉、山珍海味。不但无益，反而会加重胃肠负荷，导致疾病加剧。其实因不明"饮食自倍，胃肠乃伤"的古训。对于食补、药补，需要恰如其分；在用药上，必须从静与动两方面调摄适当。如此动静合参，才能效多益彰。

（三）动静应用

1.慢性肝炎　病毒性肝炎是一种世界范围的常见病，与肝硬化、肝癌有着密切的关系，严重威胁人类的健康。目前抗病毒药、改善肝功能药和免疫调节剂虽有一定的疗效，但从整体来看均达不到最理想的治疗效果。病毒性肝炎病程长，病症复杂，有的还无明显症状。多数患者辗转求医，服药繁多，却难以治愈。在治疗上，单独攻邪排毒则正虚邪恋不去；单独扶正滋补、提高体质，亦难见效。从治疗大法上讲，慢性疾病缓图而治，标本兼施，动静并治较为合理。

例方：自拟芪蒲饮（黄芪、太子参或党参、丹参、赤芍、绵马贯众、垂盆草、麦芽、山楂、鳖甲、莪术、蒲公英、白花蛇舌草、甘草）。方义解析见下页示意图。

【案例】李某，男，35岁。1986年9月15日求诊。

患者诉1983年突发急性黄疸型肝炎，在某医院传染科住院2个月，出院后谷丙转氨酶反复增高、肝功能轻度损害、乙肝表面抗原（＋）。患者先后住院3次，每治均症情好转。现症见：右胁胀痛，浑身乏力，大便秘结难解，尿黄，渴不欲饮，夜寐欠宁，身觉烦热，体温正常，舌质红，舌体胖大、边有齿痕，舌苔白滑，脉沉略滑。临床诊断为"慢性迁延性乙型肝炎"，中医辨为阴虚湿困证。拟

方义解析

↓

黄芪、太子参 或党参、甘草	丹参、赤芍 鳖甲、莪术	绵马贯众、垂盆草 蒲公英、白花蛇舌草	麦芽 山楂
↓	↓	↓	↓
益气养阴健脾	活血祛瘀、软坚消积	清热解毒利湿	助运消导
↓	↓	↓	↓
补虚固本， 提高免疫能力， 加强抗病能力， 保肝护肝	软化肝脾， 改善微循环， 抗肝纤维化， 防止肝硬化	清除病毒， 减少病毒复制， 降低转氨酶， 清除残余黄疸	改善消化吸收， 促进药物吸收
↓	↓	↓	↓
静药	动药	动药	动药

↓

综观全方，组方严谨，合理有序，益气养阴健脾，
清热解毒利湿，活血祛瘀、软坚，助运消食行滞

↓

适应证

↓

慢性病毒性肝炎的气阴两虚夹湿热证、
肝胆湿热夹瘀证、肝胃不和证、脾虚湿困证

方：当归、沙参、生地黄、女贞子、麦冬、何首乌，一派
清补"静"药，滋阴养血柔肝，以求水旺则木荣；另一方
面加入藿香、佩兰芳香走动化湿，配以茯苓、薏苡仁、泽
泻等淡渗利湿之"动"药。全方养阴不碍湿、祛湿不伤
阴，动静药合为一体，实为"动"与"静"并举的体现。
经治3月余，临床症状消失，复查肝功能3次，各项指标均
呈阴性，乙肝表面抗原阴性。2年后随访，病无反复。实践
体会：慢肝难医，动静一战，可收全功。

2.慢性胃肠炎　前面已略谈脾胃生理功能及病理变化。
本病特点：病程迁延日久，病情日渐发展，多数由实转

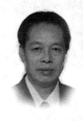

虚，或虚实夹杂、虚多实少、实多虚少交替出现。用药须审慎病机变化，久病不已则动静并治最为合适。徐老总结出比较成熟的脾胃病系列方剂。今举胃肠合剂说明动静并治在慢性胃肠炎中的运用。

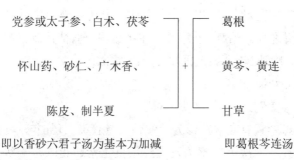

党参或太子参、白术、茯苓 ┐ ┌ 葛根

怀山药、砂仁、广木香、 ├ + ├ 黄芩、黄连

陈皮、制半夏 ┘ └ 甘草

即以香砂六君子汤为基本方加减　　　即葛根芩连汤

（以"静"为主）　　　　　　　　　（以"动"为主）

两方合用，根据病情变化权衡动静比例

【案例】杨某，女，50岁。1993年5月来诊。

患者1990年4月因外感发热、加之饮食不慎，泻下大便清稀，日行10余次，臭秽难闻，肛门灼热；偶有恶心呕吐，伴有腹痛，痛则登厕，便后腹痛稍减。某医投葛根芩连汤加减治疗数日，大便成形，病情基本控制，即停药。盖因未做健脾之功，尔后若食肥甘厚腻食物，大便则易见溏烂，脐周隐隐作痛，自服土霉素、黄连素等药治疗，症状时缓时作，大便溏秘交作，甚为痛苦。辗转2年，现慕名来求诊。诊见：症情如上，觉右下腹隐痛，腹部觉凉，软困乏力，稍多食肉类即大便稀烂，日解3～4次不等，面色㿠白，舌质淡红，苔黄稍厚，脉沉细。大便检查：有不消化物，无红、白细胞，无黏液，大便细菌培养阴性。西

徐富业

医诊断为"慢性肠炎",中医辨证属中虚脾湿。治宜温中化湿。选用党参、白术、干姜、怀山药、山楂、炙甘草等健脾温中之"静"药,加以茯苓、薏苡仁、砂仁、葛根、黄芩等行气消滞祛湿之"动"药。病情以虚为主、见湿次之,故用药动静之比,静大于动,方达健脾温中除湿、调和肠胃之功。治疗2个月后,症状缓解,病情控制,嘱暂忌肥腻。随访2年,病无再发,康健如常。

3.咳嗽

【案例1】刘某,女,59岁。

患者素有咳喘,诊为"慢性支气管炎"已6年,冬季咳嗽尤甚。本次因外感诱发,经用抗生素、止咳平喘等药,迁延月余不愈。刻诊:咳嗽,声低乏力,动则气喘,少气不足以息,痰多而稀白难咯,纳差,神疲,舌淡,苔白厚,脉浮数。两肺底散在干啰音。X线胸透示:双肺纹理粗乱。此为肺气久伤,脾阳不振,痰湿内停,宣肃失司所致。治宜健脾益气、温化痰湿。拟补肺汤合苓桂术甘汤化裁。处方:黄芪30g,炒白术10g,茯苓15g,桂枝5g,法半夏10g,橘红10g,紫菀10g,五味子10g,麦冬10g,炙甘草5g。10剂后,咳嗽大减,精神转佳,状如常人。又以六君子汤加减调理善后。

按:痰湿犯肺之咳嗽甚为常见,多为本虚标实之证。患者素有痰饮(乃脏腑气化功能失调、水湿停聚所致),今复感外邪,引动痰饮,耗其真气。"损其肺者益其气",为了既能防止肺气耗散,又避免闭门留寇之弊,宜运用"走"与"守"、"动"与"静"相结合的配伍

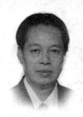

方法，清肺化痰与补益肺脾之药物并用。若仅止咳，则只图功一时；或只补气而不治其标，则咳亦不已。方中以黄芪、炙甘草甘温以补益脾肺之气，又以酸甘之五味子、麦冬敛肺养阴，二者既可益气又可养阴，具有"守"与"静"的作用。桂枝辛温入肺经以温化痰湿，法半夏、橘红、紫菀以燥湿化痰止咳，属祛邪之法，具有"走"与"动"之势。茯苓与白术配伍既能健脾又能祛湿，具有"走"与"动"、"守"与"静"之双重功效。全方共奏健脾益气、温化痰湿之功。由于利用"动静结合"理论，较好地处理了扶正与祛邪的关系，故收到了预期的疗效。

【案例2】周某，男，63岁。

患者患慢性支气管炎已8年，冬季咳嗽辄发，逐年病情加重，甚则少气不足以息。1979年冬，不慎天时，外感发热，咳嗽频作，痰黏难咯，少气懒言，倦怠乏力，面色潮红，舌质红，苔薄黄，脉细数略浮。查体温39℃；两肺底可闻及少许干湿啰音；X线报告：双肺纹理粗乱，未见实质性病变；血常规：白细胞、中性粒细胞偏高。西医诊断为"老年性慢性支气管炎并感染"；中医诊为咳嗽，辨为肺气虚合并外感风热证。曾用抗生素治疗2天，后患者坚持不同意打针，要求服中药治疗。患者久咳伤肺，气虚复感外邪，新久交织，肺气失宣，故咳嗽频作；感受外邪，邪正相搏则发热。拟用生脉散合泻白散化裁。生脉散中人参甘温益气，具有"守"与"静"的作用；麦冬甘寒清热养阴，五味子酸温敛肺，颇具"静"的功能。泻白散泻气分之热。桑白皮清肺化痰、地骨皮退伏热，两味均有"动"的作用；另加荆芥，微温祛风，加强"走"与"动"之力；粳米（可用茯苓代）与甘草同用，清中兼补、寓补于清。如此使用动静并治法，坚持治疗2月余，久咳得以控制。翌年深秋，防病复作，仍以此法投药至初冬，此后数年病无再发。实践证明动静并治法确有优势，凡临床见类似病证，用之每每应手。

4.久淋

【案例】陈某，女，46岁。

患者反复尿急、尿频、尿痛伴腰痛5年，加重3天。查尿常规：白细胞（+-～+++），脓细胞（+～++），尿培养有大肠杆菌生长。刻诊：腰胀酸痛，尿黄浑浊，尿频急、涩痛，口干不欲饮，大便稍结，舌质红，苔黄干，脉细数。西医诊断"慢性肾盂肾炎急性发作"；中医诊断为热淋，肾阴虚证。用自拟经验方金蒲饮加女贞子、墨旱莲（即二至丸），连续服药3周，症状日渐缓解，尿检基本正常。继投药3周，症状豁除，3次尿检均正常，尿培养阴性。半年后连续2次尿培养未检出细菌生长，乃告痊愈。金蒲饮由金银花、蒲公英、滑石、甘草4味组成，功以清热解毒利湿，具有"动"的作用；女贞子、墨旱莲两味滋补肾阴，具有"静"的作用。本案为急性发作，标证比较明显，故选用动药大于静药。若标证不明显，持续腰痛，因其素体虚弱，所选用静药宜大于动药。动静并治是大法，具体运用中需动静合参，视证候的变化而变化动静比例，临床才能取得良好的疗效。

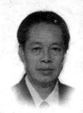

（四）结语

在中医整体观念、辨证论治的基础上，徐老自创动静并治法。理解动静含义、认识到动静的必要性、灵活应用动静法，在治疗慢性肝炎、脾胃病等内科病证时颇见优势。动静相配有其变化规律：新病者一般标实居多，可用动药大于静药；慢性病者多虚，应治本为主，静药可多用。其间具体变化，视病情变化随证而定。该法运用已数十年，病种拓展到内科诸多疾病，治疗老年病、久咳、慢性肾脏疾病等均取得较好疗效。本方法值得进一步临床应用和深化研究。

肺痿调治经验

肺痿，指肺叶痿弱不用的疾病，临床以咳吐浊唾涎沫为主症。常见于西医学中流感咳嗽、慢性支气管炎、哮喘、胸膜炎、肺脓肿、肺结核、肺癌等病的中后期。本病为肺脏的慢性虚损性疾病，治疗颇为棘手。

（一）治疗

肺痿的病机主要为热在上焦、肺燥津伤，或肺气虚冷、气不化津，以致津气亏损、肺失濡养，日渐肺叶枯痿。根据病机不同，辨证有虚热、虚寒两大类。治疗总体以补肺生津为原则。虚热证治当润肺生津，清金降火；虚寒证治当温肺益气，摄涎沫。临床上常见虚者居多，亦存在虚实互见。故虚热者不宜大清，虚寒者不宜大补。临床

徐富业

运用动静并治法审慎用药，多获良效。

肺痿病情日久，正气亏虚，虽以咳吐浊唾涎沫为主症，但易伴发热、咯血、盗汗、失眠、便秘诸症。如肺痿久咳不已，证属虚热者，治宜益气生津养阴兼以清热，采用"动""静"并治，应用生脉饮合泻白散加味。生脉散中人参益气生津，具有"守"和"静"的作用；麦冬滋阴润燥、五味子敛肺止咳，具有"静"的功能；泻白散清气分之热，桑白皮泻肺化痰，地骨皮退伏热，具有"走"和"动"之功；粳米（可用怀山药代）与甘草同用，清中兼补，寓补于清。动静并治，效果较好。如证属虚寒者，治宜益气温肺，同样采用动静并治法，应用生脉饮合甘草生姜汤或甘草干姜汤化裁。取生脉饮静守作用；干姜辛以散寒，生姜辛散宣通，两药具有"动"和"走"的作用。两方合用，动静相须，有利于久病病机向愈转归。如见患者虚证，即投药补之，似乎无原则失误，但效果并不理想。

因肺痿之病病情日久，病机极易相互转化，往往虚中夹热，虚热可以演变成虚寒，虚寒亦可以转成虚热，证情错综复杂。在治疗中必须审慎病机、随证变化施治。比如伴有发热，热退往往伴大量出汗、全身疲倦，甚至可能虚脱，故切忌猛药攻热，以免汗下太过，损伤正气。见盗汗者，应添加滋阴敛汗之品；食欲不振，宜少食多餐，不宜过饱，进餐前后适当休息；若大便秘结，应以麻子仁丸之类润肠通便，不能一见便秘，就投苦寒攻下之品。伴发失眠的主要原因是对疾病恐惧、悲伤和焦虑等精神创伤，

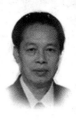

所以应针对精神进行调摄和治疗，消除思想顾虑、安定情绪，创造有利于睡眠的条件，建立良好的生活习惯，如参加一些医疗体育活动；针灸也是较好的手段。一般不要长期服用安眠药，以免造成依赖性。咯血是严重的伴发症状，必须高度重视，采取积极的治疗措施。若大量出血，血块凝滞于气道，可发生西医学的肺不张甚至窒息死亡。徐老惯用咳血方加味，常有疗效。大出血可选用张锡纯"补络补管汤"配合西药止血、输血、消炎等综合措施。急则治其标，以求快速止血。血止之后，重视调理脾、肾。脾胃为肺金之母，培土以生金；肾为气之根，司摄纳，温肾可以助肺纳气，补下制上。

总而言之，肺痿是肺脏多种疾病久延转归而来，属内伤虚证、难治之疾，不可能急求见功，治疗要耐心、细致、系统，缓图取效。

（二）调摄

何谓调摄？调摄即合理治疗和摄生养病。摄生养病就是切实端正养病的态度，疗和养必须相互结合，缺一不可。

目前，慢性病还没有特效的药品，不可能做到药到病除。因此，自我疗法特别重要。医学上有句格言："三分吃药，七分休养。"切勿轻视这句话。《素问·上古天真论》说："是以志闲而少欲，心安而不惧，形劳而不倦，气从以顺。"这就告诉人们如果思想上能安闲而少欲望，心境安定而没有恐惧，形体虽劳动但不过分疲倦，真气就能调顺。不论何种疾病，用同样的治疗方法，能安心静养

185

的收效好，不安心静养的疗效就差。如肺癌患者，如果有正确的人生观，思想负担不重，能睡能食，配合治疗，生存时间将大大延长；如果整日为病着急，求愈心切，心身不安定，心烦不寐，纳不成餐，病情将日渐恶化，使死亡更快来临。

愉快乐观和悲观失望是两种截然不同的心理活动。前者表现为生气勃勃，后者表现为死气沉沉。卫生常谚："心宽体胖，多愁多病。"心理活动会引起呼吸器官和血液循环的变化。也就是说，一个人的心理活动正常与否，对于人体的健康有着很大影响，尤其是对慢性病的影响更大。"既来之，则安之"，患者对自己所患疾病应有正确的认识，要有恢复健康的希望、战胜疾病的信心和决心，配合医生合理治疗，才有好转的机会，否则神医罔效。肺痿的具体调摄方法总结如下。

1.营养疗法　合理的营养可以增进人体的机能，增强机体的抵抗力，使疾病痊愈过程缩短；不合理和不充分的营养可以显著削弱机体对各种疾病的抵抗力，会使并发症丛生。饮食疗法是当今人们最为赞赏的一种方法，古人云"药补不如肉补"，但肉补不宜过于腻，滋腻会影响脾胃的运化吸收，反而有害。肺痿患者，凡有虚热者不宜温补，如狗肉、羊肉、公鸡肉等偏温的食物不宜食用，可选择龟、海蜇等佳品，遵照"清淡有益，滋腻有害"的谚语；属虚寒者可选用偏温的羊肉、鱼类、蛋类等食品。脂肪类进食过多会影响呼吸，同时也加重心脏负担，还会引起消化障碍和食欲不振，甚至损害肝脏的功能，切不要

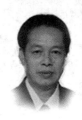

多食为好。人体每天必需的营养是：糖类、脂肪、蛋白质、维生素、无机盐类和水。这些营养物质来源于肉类、鱼类、蛋类、牛奶和植物性食物，如五谷杂粮、蔬菜等。因而，饮食无过偏嗜好才能合理补充人体需要的营养。例如，维生素是对生命很重要的一类物质，可从蛋类、豆类、蔬菜中摄入；无机盐以钙、磷等矿物质最为重要，钙可以使血管壁增强，磷有促进肌肉及神经系统机能的作用，二者可以从蔬菜、五谷杂粮以及牛奶中摄入。

2.空气疗法　空气是人体不可缺少的，新鲜空气对于人体健康最有益，对于肺系病来说尤其需要。新鲜空气可以改善患者的新陈代谢，对中枢神经系统发挥良好的作用，还可以促进食欲、改善睡眠、保持精神愉快，使患者咯痰容易排出。卧床休息的患者，应保持室内空气流通。目前有的家庭使用空调，若长期使用而不开窗通风透气，对肺系病并无益处，还是呼吸自然空气好。能起床活动的患者，每天应有一定时间到户外活动，如在景色宜人的树荫底下散步。

3.日光疗法　日光的光谱是由不同波长的光所组成的，包括红外线、紫外线等。红外线能给人以温暖的感觉，使皮肤和内脏的血管扩张、血流旺盛；红外线由于热的作用，还可以降低细菌的生存能力，减少细菌的繁殖，但没有直接杀菌能力。紫外线能使人体内的胆固醇变成有活性的维生素，促进钙和磷的代谢，使钙、磷的吸收增强，并且可以调节人体内蛋白和脂肪代谢；此外，紫外线还有杀菌的作用。目前医学上的红外线、紫外线被单独用来治疗

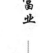

疾病。所谓日疗，一般是指在清晨或傍晚较弱的阳光下，短时间接受日光照射或者"日光浴"，这些都是对身体有益的方法；但必须避免长时间强烈的日光照射，否则适得其反。

4.水疗法　中医学认为"肺主气，司呼吸，外合皮毛"，肺与肌肤腠理相通。肺痿患者的肺呼吸功能减弱，所以有必要维持皮肤的正常呼吸。水疗法可以维持皮肤的清洁，使皮肤的呼吸畅通，还可以增强皮肤的抵抗力，促进皮肤卫外功能，并能改善睡眠与血液循环。因此，肺痿患者应经常温水洗澡，夏天应每日洗1次，冬天也应该1周洗1～2次。水的温度不宜太热，时间不宜太久。在发热或咯血时暂不要洗澡，用温水擦揩全身即可。

5.医疗体育　医疗体育在我国已有悠久的历史，现代医疗体育也被广泛地运用于治疗各种慢性病。对于肺痿，医疗体育也是一种较有效的治疗方法。医疗体育的内容极其广泛，有广播操、保健操；各种球类，如羽毛球、排球、乒乓球、康乐球等；在水上的有游泳、划船；其他还有射箭、骑马、跳绳、跳舞、太极拳、气功等。不论应用哪一种，必须根据病情来决定内容和活动量。一般是由简到繁、由浅入深，由轻微活动逐渐到较剧烈的活动；时间由少增多，适宜可止。刚开始运动时，有些人可能感觉全身不适、四肢酸痛或痰量增加等，数日后身体适应，症状就会减轻或消失。若活动后有明显发热、咯血、气促等症状，则应该停止活动并进行相关检查。

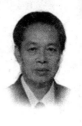

浅谈脾胃病

　　脾胃在人体中占有重要的位置，它们对人体生命活动作用重大。历代医家十分重视，公认脾胃为"后天之本"。脾胃位居中州，以膜相连，互为表里。脾是脏，属阴；胃是腑，属阳。脾喜燥恶湿，胃喜润恶燥；脾主运化，胃主受纳；脾主升清，胃主降浊。脾气升，精气才能上乘；胃气降，糟粕得以下行。两者互相配合，以化生气血津液，输布奉养全身，五脏六腑、四肢百骸皆赖以养，故称为"生化之源"。李东垣阐发《内经》中"土者生万物"的理论，提出了"人以胃气为本"的学说，强调脾胃在精气升降中的重要作用，以脾胃为元气之所出，相火为元气之贼，"火与元气不两立，一胜则一负"。因而发明了升阳泻火和甘温除热的用药法度，被后人称为"补土派"，名列金元四大家之一。李东垣著《脾胃论》强调人以胃气为本，从而开创了中医学对脾胃的系统认识，为后人定理、立法、用药提供治疗脾胃病的指导。疾病发生是由于人体气虚；气之所以不足，是脾胃损伤所致。《脾胃论·脾胃虚则九窍不通论》说："真气又名元气，乃先身生之精气也，非胃气不能润之。"又《脾胃论·脾胃虚实传变论》曰："脾胃之气既伤，而元气亦不能补充，而诸病之所由生也。"

　　脾胃升降失常是产生疾病的先导。胃腑以通为用，生理上的通降，病理反应为"滞"，包括气血、痰浊、瘀血、宿食、寒热的瘀滞等。因此，治疗手段突出在一个"通"字，通则滞去，"通则不痛"。去滞即用通利之药去壅滞之法，如理气、行气、祛瘀、消导、清热等都是通滞之法，徐老认为这实际就是使用走动之药。盖因病的根本在气虚，缺少元气而单靠走动，则走动无力，通则无能为力。所以李东垣独辟脾胃学说，强调脾胃不足和胃气升发的重要性，因而在治疗上重视甘温补益、升阳益气，配制了"补中益气汤"，形成治疗脾胃病的核心方剂。沿用至今，临床治疗属脾胃虚弱者，确收到切实的效果。如临床见到脾虚久泻，单纯固涩止泻，则止泻见功短暂；只有以健脾祛湿为法，兼少许固涩，方显健脾止泻之功。又若大便久秘，单用通腑，只可见一时之效。如长期使用大黄、芒硝、番泻叶等攻伐之品，初起有效，久之大便结硬如故，又改用开塞露或灌肠导便，患者痛苦难忍。大便不通，则胃气不降，从而牵及脾气生发，食少纳呆，身体消瘦，使原脾胃病恶化。又因常用泻药，使体内津液耗散，元气大伤，气虚不足，更致登厕努责。因此，凡见便秘必察其体，体虚者只能用健脾益气以扶正固本，法取补气静药，静守为主，动走之药兼之，方达便通的目的。正如李东垣的"脾胃虚则九窍不通"之意。

脾胃病的治疗，关键在于寒热虚实辨证。有关资料显示，古代多劳伤饥饿，人以虚者居多；当今生活优裕，饮食营养好，人病以实多见，胃镜检查常见各种胃炎或溃疡。不论哪一类证型，均与气虚、气滞有关。因此，治疗

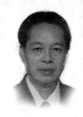

脾胃病应在李东垣补虚药为主的前提下，适当应用理气、行气药，缺一不可。理气药性多辛温芳香，具有行气、疏解、止痛、健胃、止呕、止泻、止呃等作用；但其有弊的一面，多则容易耗损阴液和元气，因此阴虚、气虚的人不宜多用。李东垣在治疗上重视甘温补益、升阳益气。如补中益气汤中的升麻、柴胡、黄芪，体现既升又补两方面。陈皮用于治疗中气不和、痰湿滞塞引起的恶心、呕吐、脘腹胀、纳呆、胸膈不舒等脾胃虚寒证。黄芪配人参补益中气、提高元气，补中防滞，佐用陈皮行气和胃、醒脾调中，确是组方之妙。

　　徐老仿古创新，临床常用几种理气药：①凡见胃肠气滞、消化不良、食欲减退、腹满胀痛等，必选广木香用之。②如见胸腹气滞胀痛、呕吐、呃逆频作等，定用沉香。曾治彭某，老年女性，频频呃逆不止1月余，择用补中益气汤去升麻、柴胡，加入沉香。服一剂见效，两剂即愈。③凡见寒郁气逆脘腹痛证皆用台乌药。本品性质虽不刚猛，但辛温之品亦能耗气散血，气血虚而内热者不宜用。④凡肝胃同病、肝郁气滞之胁脘腹痛，应用素馨花效果甚佳。此品味辛、性平，不易损伤中气，但气病偏于寒者一概不用素馨花。

　　徐老亦善用"甘温除热法"治病。一位蒙姓女士，年近古稀，身体虚弱、消瘦，反复低热。西医检查未发现任何原因，每次打针消炎，低热都不退，反而自觉潮热。徐老先用滋阴清热除蒸剂，如秦艽鳖甲汤之类，病情如故。随后仿李东垣"甘温除热法"，应用补中益气汤加减治

徐富业

疗，竟获良效。

前面已述脾胃虚证重在补脾益气、增强元气之本，这是治疗原则。但临床见脾胃湿热之实证，切勿补之，应实施"清胃—养胃—补胃"三部操作。清除湿热为首，保养脾胃在中，滋补脾胃在后。治胃三部曲是徐老临床经验的结晶，不论哪一个步骤，均运用"动静并治"理论。属于虚证者，组方以滋补脾胃之气作为"静药"，少佐理气、行气为"动药"；属于实证者，则以清热燥湿为主，行气、活血药为辅，一般动药大于静药。

还应学习李东垣用药讲究君、臣、佐、使，区别主次，层次分明。例如，用黄芪人参汤治疗气血不足、热厥或寒厥，以黄芪为君，人参、白术为臣，当归、苍术、麦冬、五味子、升麻、神曲、黄柏等为佐，甘草为使。脾胃虚证，变症多端，李东垣随证加减的造诣极深。如见心下痞闷，加黄连；胃脘当心痛，减少寒药，加草豆蔻仁；如胁下痛或缩急加柴胡；如头痛、目中溜火加黄连、川芎；如头痛、目不清利、上壅上热，加蔓荆子、川芎；如气短、精神如梦寐、困倦乏力，加五味子；如大便涩滞，加当归、生地黄、火麻仁；如大便不快利，稍加大黄；如胸中气滞加青皮；如气滞太甚，或补药大过，或患者心下有忧滞郁结之事，更加木香、砂仁、豆蔻；如腹痛不恶寒，加白芍、黄芩，减去五味子。上述变症用药如此详尽，说明古代名医治病思虑周全，对于启迪后学具有深刻意义。体虚扶正固本，治脾胃之气不足，虚证兼症诸多，灵活应变。化裁是用药过程中切不可少的重要一环，亦体现辨证

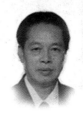

论治之精髓。

随着时代的发展，同一病证，有同古一样，亦有同古有别；有时用古方有效，时或无效。一因辨证工夫不够；二因加减不和；三因药源，种植药不如野生药材；四因药品加工炮制不到位。这些原因值得现代中医深思。徐老认为：学习前贤经验重要，自己实践总结提高更重要。继承前贤的理论和临床经验，博览名家古籍，踏实实践。中医要发展创新，提高临床疗效是关键。治病之重心在于抓住主诉，全面考虑兼症，主次分清；治疗层次分明；用药思动静，该动则动、该静则静、动静合参，动静是否得当，事关成败。

浅谈肝病

谈谈"肝病治脾"

"脾为后天之本"，一切营养物质来源要靠脾胃供给，脾胃在人体生命活动中非常重要。所以，治疗任何疾病，都要时刻固护脾胃。肝病与脾的关系更为密切，很容易累及脾胃，导致脾胃受损。古有"见肝之病，知肝传脾，当先实脾"的训导。具体分析其原因有以下两点。

首先，治肝药物苦寒伤胃，勿忘固护脾胃。肝病，特别是病毒性肝炎的致病因素为湿热邪毒，治疗上总以清除湿热毒邪为出发点。然清热解毒药过于苦寒，久用很容

徐富业

易伤胃，导致脾胃虚损，影响受纳和运化。所以应在过于苦寒的清热解毒药中，加入健脾胃之药物，如怀山药、白术、党参、茯苓等，以免脾胃受损，保证治疗能持续下去，达到理想的效果。

其次，肝病日久，正气必伤，脾胃首当其冲。人感受湿邪，脾阳受损，先是脾失其职，胃失和降，湿困脾土，脾阳气虚；进而损及肾，而致肾阳虚。故慢性肝病从脾胃入手，辨证施治，常获良好的疗效。

由此可见，治疗肝病更是要重视脾胃的调治。以下介绍一些固护脾胃的常用治法和药物。

1.化湿醒脾和胃　常用药物有陈皮、苍术、半夏、川厚朴、藿香、蒲公英、车前子、茯苓、薏苡仁、豆蔻、苦杏仁等。方选二陈汤、平胃散化裁，化湿健脾，和胃散满，使阻滞中焦的湿浊之邪上下分消，脾胃升清降浊的功能得以恢复。大便黏滞不爽者，加炒山楂、炒槟榔，以加强化滞消食的作用；有热象者加黄芩、黄连以清胃燥湿；湿热互见加茵陈、金钱草。

治疗脾受湿邪之困，还在于宣通三焦。苦杏仁开上焦；豆蔻、半夏、厚朴通中焦；车前子、薏苡仁、滑石导利下焦。药忌久服，以防伤阴。

2.化湿健脾，补气助运　常用药物有党参、白术、茯苓、炒山药、木香、陈皮、车前子、炒薏苡仁、砂仁等。临证时，若见肝区疼痛明显，可加当归、白芍以养血柔肝；苔腻加茵陈、蒲公英以清解；肝郁久而生热化火者，应伍以黄芩、蒲公英、白茅根等。

3.温补脾肾　药用党参、炒白术、茯苓、肉豆蔻、泽泻、菟丝子、山茱萸、肉桂、车前子等。中气下陷者，可加人参、升麻以补气升阳；腰膝酸软乏力者，加怀牛膝、淫羊藿、桑寄生以强肾壮筋骨；肢冷浮肿、脉弱无力者，加制附子、当归以温通血脉。以上药物的药性偏于温热，功在温补脾肾，适用于口不渴、舌质淡、脉细弱之脾肾阳虚者。

肝病，特别是慢性肝病，常出现腹泻。肝病腹泻是脾虚而作还是湿盛而泻，临床须加详辨，方能对证用药。脾虚而泻，用炒白术、党参、茯苓、甘草等健脾益气；湿盛而泻，则用薏苡仁、车前子、苍术等化湿止泻。慢性肝炎因湿热久留，正气已伤，腹泻既因脾虚亦兼湿盛，临床上大多是健脾化湿并用，代表方用参苓白术散。常用药物有党参、白术、茯苓、怀山药、莲子、陈皮、薏苡仁、芡实、砂仁、扁豆、桔梗、苦杏仁、豆蔻等。此方中药物平和而润滑不腻，既能助阳又可运脾，既无助火劫阴之弊又无助湿碍脾之嫌。

脾胃为后天之本，"见肝之病，知肝传脾，当先实脾"。故肝病的治疗，大多数情况要顾脾、治脾才能取得理想的效果。

论肝病与瘀血和痰饮的关系

瘀血与肝病的发生和发展有着密切的关系。从西医学角度讲，血液循环的障碍、炎症的发生、代谢的障碍、组织的增生等都可以导致瘀血。中医学认为，血液的流动靠气的推动。肝主疏泄条达，如果心情不畅，肝气郁结，而致气滞不行，则血运迟缓造成瘀血；阴血不足，或因血液黏滞而流动缓慢；久病气虚而血行无力；湿热、寒湿和痰湿阻滞经脉，使血液运行受阻等。以上这些都可形成瘀血。

瘀血既是病理产物，又是致病因素。瘀血不去则新血不生，相互影响，气血日渐虚损。人体五脏六腑、四肢百骸，无不依赖气血之充盈、濡养和功能调节。气血虚则整体功能减退，瘀血日久凝聚成为痞块。在临床所见各型肝炎中，均有不同程度的瘀血存在。因此，在肝炎治疗中，要强调把活血化瘀原则贯穿治疗的始终。瘀血的常见症状有：肝区刺痛，肝脾肿大，面色晦暗或黧黑，面部毛细血管扩张，肝掌，蜘蛛痣，皮肤粗糙，腹壁青筋显露，月经不调，经行腹痛或闭经，舌质紫暗或有瘀斑，脉细涩等。

痰饮与瘀血一样，都是脏腑病理变化的产物，又是引起多种疾病的原因。稀薄者为饮，是指清稀而流动的液体，与湿属于同一类。稠浊者为痰，有广义、狭义之分。狭义之痰指由肺咳吐而出之痰；广义之痰，即人体脏腑代谢的一切废物统称为痰，包括痰流注在体内脏器或身体表面而形成的各种痰证。痰与饮虽有区别，实际上同出一源。痰饮的形成与脾、肾的关系密切。因为水的代谢靠脾的运化，脾为运湿的枢纽，脾运失司即可成饮，饮若凝积又可成痰，上犯于肺则咳，故古人有"脾为生痰之源，肺为贮痰之器"之说。肾主水，司开合，如果肾虚不能制

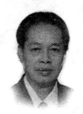

水，水气上泛，也可生痰饮。此外，湿热或寒湿在体内日久不解，也可生化痰浊。

需要指出的是，痰浊可以阻滞经络，导致血行不畅，形成瘀血；血积日久亦能化为痰饮。如此互为因果，循环往复，痰瘀互结，胶着不解。痰饮影响胃的消化，出现纳呆、胃部堵闷、恶心、厌油、咳吐痰涎、大便溏而不爽；痰浊上扰清窍而眩晕；痰扰于心而心神不安；痰浊内阻，可出现困倦嗜睡、肢体沉重；痰瘀阻络，肝失疏泄，胆汁外溢而身目发黄。可以看出，痰饮和瘀血一样，与肝病的发生发展也有密不可分的关系。

治疗慢性乙型肝炎的思维

慢性乙型肝炎是一种世界范围的常见病，与肝硬化、肝癌有着密切关系，严重威胁人类的健康。我国属严重流行的国家之一，且有大量的病毒携带者。据统计我国有10%左右的人为乙肝病毒携带者，这类人群既是潜在的发病对象，又是重要的传染源。目前，抗病毒药、改善肝功能药和免疫调节药虽有一定疗效，但从整体来看，达不到最理想的效果。据欧美统计资料，慢性乙型肝炎一般4～6年形成肝硬化，而我国统计资料表明8～10年后才形成肝硬化。即使出现肝硬化，中医药抗纤维化的治疗还可使早期患者得以逆转。这意味着，中医药对处于肝病重灾区的我国人民至今发挥着重要的保护作用，中医药治疗肝炎具有重要地位。

197

徐老认为中医药治疗慢性乙型肝炎确有一定作用和优势，越是难治性疾病越能显示出辨证论治的优越性。以下为徐老多年来治疗慢性乙型肝炎之经验体会。

（一）中医药治疗慢性乙型肝炎的几个特点

1.注重整体观，综合考虑五脏六腑之间互相关系。

2.注意辨证论治的灵活性，因人施治，证变药变，具体情况具体分析。

3.注意预防疾病的传变，治疗中防治他脏的损害。

4.密切配合饮食疗法，充实人体正气，抗御病邪，更有利于提高疗效。因为食物有五味，人有体质差异，虚者按虚证治疗，实者按实证治疗，临床效果确实更好。

5.应用补益药物，扶正固本，提高人体正气，提升免疫功能，增强抗病能力，利于保肝护肝、改善肝功能。

6.应用清热解毒除湿药物清解湿热、疫毒病邪，清除肝炎病毒。

7.应用活血软坚药物改善微循环，抗肝纤维化，抗肝组织坏死，促进肝细胞再生。

8.酌情辨证与辨病结合，发挥中西医药的协同作用。

9.中药来源于自然，与人体相适应，一般不良反应少，安全可靠。

10.治疗中重视益中气、顾相火。治疗肝病应遵《内经》与仲景学说，重视中气。凡属肝虚者，应非常重视调补脾胃之中气，此即培土荣木之法。肝主疏泄，中藏相火，相火靠肝之疏泄随气血流行全身，以温养脏腑经络。肝虚疏泄无力，气血郁滞，相火随之亦郁。肝虚极，则相火亦虚，人体则气化下陷。治肝虚之时，对相火之郁应在补肝药中助以理气活血之药，以疏通气血，相火之郁可随之而解。这也符合《内经》"火郁发之"之旨。

（二）动静并治法治疗慢性乙型肝炎

总的来说，慢性乙型肝炎的病机是虚实夹杂、虚实互见，治疗必须补泻兼施。所以动静结合最适宜，即应用动静并治法，以动静药物调整人体动静平衡。治当补清（泻）合参、补泻结合，扶正祛邪，动静合适。中医学认为，病毒性肝炎多因湿热疫毒侵犯中焦脾胃、损及肝胆，一般以清热、解毒、利湿为主，兼顾活血化瘀。但病情迁延日久，肝、胆、脾、胃、肾均受到影响，既有实证存在亦有虚证表现。在这种情况下，不能专清、专泻、专利、专攻，太过则病机必反，脾胃更伤，病情更难恢复。随着对慢性乙型肝炎的发病机制及治疗手段的研究不断深入，治疗药物越来越丰富，实际应用中宜个体化，因人施治，缓图而治。在辨证的基础上动静并治，必要时辨证与辨病相结合。现举例论述如下。

例：一贯车苓饮

此方中，补肾（枸杞子）配泻火（车前子）、补阴（沙参、枸杞子、麦冬）配渗利药（车前子、赤茯苓）等，都说明了动静组方用药的道理。

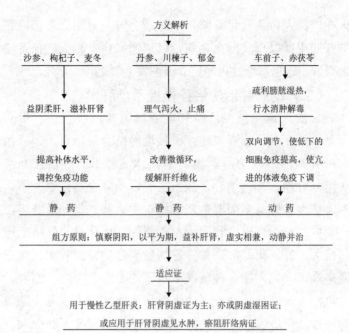

慢性乙型肝炎血瘀证

（一）慢性乙型肝炎血瘀的机理

慢性乙型肝炎多归属中医"胁痛""黄疸""郁证""积聚"等范畴。现代中医学对慢性乙型肝炎的病因病机认识并不十分一致。大部分学者是按"湿—热—毒—瘀—虚"来理解阐释，认为其主要是外因湿热疫毒，内因脏腑功能失调、阴阳气血亏虚所致。但慢性乙型肝炎的发病的确不是固定模式，而是多方面的，有"湿邪作祟说""阳气虚弱说""肝郁致病说"及"疫毒内侵、伏于血分、气血失调、阴阳双损、合而为患说"等。此外，尚有人从"伏邪学说""湿毒截断学说""免疫学说"和"微循环学说"等角度立论阐释。因对慢性乙型肝炎发病机制的认识不同，则定方定法有别，治疗上各有侧重，遣方用药亦有较大的差异，但均取得一定疗效。正如前人所说："肝病最杂，而治法最广。"

慢性乙型肝炎的病因病机相当复杂，但就临床所见，大多由脾虚复感湿热邪毒以及情志失和、肝失疏泄所引起。脾虚不能运化水湿，痰浊内生，痰浊胶结瘀阻，导致血行不畅而形成血瘀，血瘀日久又可化为痰浊。痰浊与瘀血互为因果，互相转化，而致恶性循环。脾虚中气不足，气虚无以推动血行，导致瘀血内阻。湿热邪毒内侵，湿邪伤阳耗气，热邪伤阴动血，缠绵不解，导致瘀热互结。肝主疏泄，情志失和则肝失条达舒畅；疏泄失司，则肝气郁结。气郁则血行受阻，气结则血瘀成积，以致瘀血内生。同时，慢性乙型肝炎日久，"久病入络"，导致肝之血络不能疏通畅泄，血瘀肝脉。肝失疏泄在慢性乙型肝炎的主要表现之一就是血瘀肝脉。血瘀是慢性乙型肝炎病程中重要的病理机制，且血瘀贯穿于慢性乙型肝炎病程的始终，各种证型均兼有血瘀证的存在。肝脏穿刺活组织病理检查证实，绝大部分慢性乙型肝炎患者均有不同程度的纤维组织增生。所以，徐老提出了"慢性乙型肝炎血瘀证"的概念。

（二）慢性乙型肝炎血瘀证的辨证要点

1.病史　必具慢性乙型肝炎病史，或有乙肝病毒携带史，肝功检查异常，或症状持续。

2.症状　胁肋刺痛或胀痛，或疼痛悠悠不休，妇女月经不调夹血块，或闭经，或午后发热，或大便色黑。

3.望诊　面色晦暗，或黧黑，或萎黄，面部毛细血管扩张，口唇紫暗，肝掌，蜘蛛痣，或肌肤甲错，腹壁青筋显露，舌质紫暗，或舌边有瘀点、瘀斑，舌下血脉青紫怒张。

4.切诊　胁下积块，脉弦或弦涩。

5.辅助检查　肝脏B超提示肝区光点增粗，甚者肝表面不光滑，血管走向不清，可有门静脉和脾静脉增宽。血常规可见白细胞及血小板减少。肝纤维化三项增高。肝穿活组织检查示肝纤维组织增生。

慢性乙型肝炎血瘀证的临床表现比较复杂，因而慢性乙型肝炎的证候表现也比较复杂，往往寒热夹杂、虚实互见，多个证候并存。所以只要具备以上第1点和第2~5点中任何一点即可辨为有血瘀证存在。临床实践表明，慢性乙型肝炎轻、中度时，症状少且轻，甚至缺失，此时仔细的望、切诊和结合辅助检查结果进行辨证就很重要。

（三）慢性乙型肝炎血瘀证的治疗

慢性乙型肝炎病情复杂，往往多个证候并存，故治疗时常多法联用。对慢性乙型肝炎的诊断和治疗要紧紧抓住"血瘀"这一病理变化，辨证重在"瘀"字，治疗重在"化瘀"。在治疗过程中，要根据血瘀证的轻重，或以活血化瘀法为主，或在辨证的基础上灵活加用活血化瘀药物进行治疗。徐老经常应用自拟的慢性乙型肝炎系列方"行

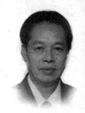

气活血饮""清解活血饮""益气活血饮"进行辨证加减治疗。

1.行气活血饮　由桃仁、红花、丹参、赤芍、鸡血藤、郁金、川楝子、五灵脂、鳖甲等药物组成，具有行气活血之功，主要用于气滞血瘀证。

2.清解活血饮　由蒲公英、绵马贯众、白花蛇舌草、土茯苓、大黄、丹参、赤芍、牡丹皮等药物组成，具有清热解毒、活血化瘀之功，主要用于瘀热互结证。

3.益气活血饮　由黄芪、白术、猪苓、莪术、丹参、郁金、泽兰、三七等药物组成，具有健脾益气、活血化瘀之功，主要用于气虚血瘀证。

（四）用药特点

1.处方用药，药味少而精。因慢性乙型肝炎患者都有不同程度的肝损伤，肝脏乃药代谢器官，用药繁多会增加肝脏负担，加重肝损害，故每次处方用药不过12味。

2.注意固护脾胃。将固护脾胃的思想贯穿于治疗的始终，避免长时间使用苦寒伤胃之药，如确要应用则加用固护脾胃之药。

3.对因施治，除针对血瘀证应用活血化瘀外，还必须对因施治才能达到理想的治疗效果。

4.活血化瘀药的应用。徐老喜用鸡血藤、丹参、赤芍等补血养血、活血化瘀药，适当加王不留行、山楂、桃仁、红花等增强效力，常配以郁金、川楝子行气活血。肝区疼痛较重者加蒲黄、五灵脂、延胡索活血化瘀止痛；体质强实者，选加三棱、莪术、桃仁、红花化瘀通络；气虚明显者重用黄芪益气活血；肝硬化者常加炮山甲。

5.对血瘀证尚未明显表现出来的部分患者，根据"久病入络""久病必瘀"观点，也可在辨证论治的前提下伍以活血化瘀药，以达到"瘀去新生"的效果，促进肝细胞生长，提高临床疗效。

上消化道出血中医辨治经验

上消化道出血，是指食道、胃、十二指肠、胃空肠吻合术后的空肠，以及胰腺、胆道的出血，归属于中医学之"吐血""便血"的范畴。如果一次出血达到血容量的20%以上（800～1000mL），或血红蛋白少于70g/L、红细胞少于$2.5×10^{12}$/L、红细胞压积低于20%，或血压较平时血压低30mmHg，或每小时输血100mL仍不能维持血压者，则称为上消化道大出血。

（一）中医学对上消化道出血病因病机的认识

血由水谷之精气化生，《灵枢·决气》说："中焦受气取汁，变化而赤，是谓血。"血液生化于脾，受藏于肝，总统于心，输布于肺，化精于肾。脉为血之府，血生成后，在脉中运行不息，环流不休，以充润营养全身。当各种原因导致脉络损伤或血液妄行时，就会引起血液溢出脉外而致出血。《景岳全书·血证》概括了出血的原因有："故有以七情而动火者，有以七情而伤气者，有以劳倦色欲而伤阴者，或外邪不解而热郁于经，或纵饮不节而

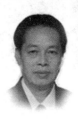

火动于胃，或中气虚寒，则不能收摄而注陷于下，或阴盛格阳，则火不归原而泛溢于上，是皆动血之因也。"

1.情志所伤　忧思恼怒，久郁不解，伤及于肝，肝气不舒，郁而化火，火热犯胃，胃热炽盛，迫血妄行而致呕血、便血。《素问·举痛论》说："怒则气逆，甚则呕血及飧泄。"或痛延日久，"久痛入络"，脉络失和，气血凝滞，故痛有定处而拒按，甚则脉络破伤而致呕血、便血。

2.饮食所伤　饮酒过多或嗜辛辣厚味，一是滋生湿热，湿热内蕴，蒸灼血络，迫血妄行而致呕血、便血。如《临证指南医案》说："酒热戕胃之类，皆能助火动血。"二是过食醇酒厚味，损伤脾胃，脾胃虚衰，失其健运统摄之职，以致血溢脉外而呕血、便血。

3.劳倦过度　神劳伤心，体劳伤脾，房劳伤肾，过劳伤及心、脾、肾。若损伤于气，则气不摄血而致上消化道出血。

（二）上消化道出血的治疗原则

治疗上消化道出血，首先要辨清出血的部位、脏腑的病位及证候的虚实，可以概括为三个原则：①治火：实火宜清热泻火，虚火宜滋阴降火。②治气：实证宜清气降气，虚证宜补气益气。③治血：血热宜凉血止血，血瘀宜活血止血，如痛久出血而无实邪者宜收涩止血，《血证论·吐血》云："存得一分血，便保得一分命。"

缪希雍在《先醒斋医学广笔记·吐血》中论治吐血之原则有所谓"三要诀"：①宜行血不宜止血：行血乃使血循经络，不致瘀蓄；血不行经络者，气逆上壅也，行血

205

则血循经络，不止自止；止之则血凝，血凝则发热恶食，病日痼矣。②宜补肝不宜伐肝：《素问·五脏别论》曰："所谓五脏者，藏精气而不泻也。"肝为将军之官，主藏血；吐血者，肝失其职也，养肝则肝气平而血有所归，伐之则肝虚不能藏血，血愈不止矣。③宜降气不宜降火：气有余便是火，气降则火降；气降则气不上升，血随气行，无溢出上焦之患矣；如用寒凉之剂降火，反伤胃气，胃气伤则脾不统摄血，血愈不能归经矣。缪氏之论，在治疗上有一定的参考价值。

（三）上消化道出血辨证论治

上消化道出血可以辨证分为虚实两个方面进行论治。

1.实热出血　呕血、便血色鲜或紫暗，出血量较多，烦渴多饮，急躁易怒，面红目赤，胁肋胀痛，脘腹胀闷，口苦口臭，尿黄，舌红苔黄腻，脉弦数有力。

病机分析：嗜酒或多食辛辣之物，热积伤胃，胃失和降而郁滞，则脘腹胀闷。胃热伤络，血溢脉外，故呕血、便血。如系肝火犯胃，则口苦、胁肋疼痛、心烦易怒。口臭、尿黄、舌红苔黄、脉弦数，均为实热阻胃之征象。

治法：清热止血。

方药：泻心汤合十灰散加减。

泻心汤（《金匮要略》）：黄连、黄芩、大黄。十灰散（《十药神书》）：大蓟、小蓟、侧柏叶、荷叶、茜草、白茅根、大黄、栀子、牡丹皮、棕榈皮等。泻心汤具有苦寒泻火的作用，《血证论·吐血》云："方名泻心，实则泻胃。"十灰散凉血止血兼能祛瘀，止血而无凝滞留

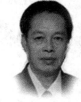

瘀之弊。

由肝火犯胃而致呕血、便血者，可用龙胆泻肝汤（《兰室秘藏》）。近代使用本方时多加用栀子、黄芩以清泄肝火、凉血止血。

如系肠道湿热为主，症见便血鲜红、口苦、苔黄腻，治当清泄肠道湿热。可选用：①地榆散（验方）：地榆、茜根、黄芩、黄连、栀子、茯苓。②槐角丸（《丹溪心法》）：槐角、地榆、黄芩、当归、枳壳、防风。

2.虚证出血　呕血或便血色暗淡，时重时轻，脘腹隐痛，面色无华，神疲乏力，气短心悸，舌淡，脉细弱。

病机分析：脾胃气虚，中气不足，气不统血，血液外溢。气短、神疲、面色少华、舌淡、脉细，均为气虚气弱之证。血主于心，藏于肝，统于脾，脾气虚而不统血，故见呕血、便血。血去则不能养心，故心悸。

治法：益气摄血，健脾温中。

方药：归脾汤、黄土汤、柏叶汤加减。

归脾汤（《济生方》）：使用本方需加止血之品，如白及、海螵蛸、仙鹤草、炮姜炭等。黄土汤（《金匮要略》）：灶心黄土（可用代赭石代替）、甘草、附子、干地黄、白术、阿胶、黄芩；其中灶心土温中止血，白术、附子、甘草温中健脾，阿胶、地黄养血止血，黄芩坚阴、起反佐作用；如脾胃虚寒可以选用本方。柏叶汤（《金匮要略》）：侧柏叶、干姜、艾叶、马通汁；取侧柏叶凉血止血，艾叶、干姜炭温经止血。

此外，无论是实证出血还是虚证出血，均可在出血之

徐富业

后因血液停滞于内而出现血瘀，可以加用活血化瘀而止血之品，如三七粉、白及粉、失笑散、当归、赤芍、血余粉等，云南白药亦可选用；气脱可以加人参。

蛋白尿中医辨治经验

蛋白质是人体的精微物质，精微物质由脾化生又由肾封藏。因此，蛋白尿的形成，实与脾肾两脏的虚损密切相关。脾能升清，脾虚则不能升清，谷气下流，精微下注；肾主封藏，肾虚则封藏失固，肾气不固，精微下泄。慢性肾炎蛋白尿的发生机制，可以从脾肾气虚，即脾气下陷、肾气不固来理解。另外，他脏功能失调或邪气扰肾，亦可影响肾之封藏而致蛋白尿。慢性肾炎的中医辨证是正虚邪实，除了扶正的一面外，还要重视邪实。水湿、湿热、气滞、血瘀等都是临床常见的病因，尤其是瘀血、湿热最为常见。

治疗蛋白尿应与中医学的"水肿"等病证联系在一起，肺、脾、肾三脏功能的失常与蛋白尿密切相关。强调调整和恢复肺、脾、肾三脏的功能是治疗的关键。

1.从肺治　肺为水之上源，肾之经脉上达于肺，肺气失于宣肃，可导致风水为患。对于风水之证，常以宣开肺气为治疗正法，即《内经》所谓"开鬼门"一法。在治疗急性肾炎时，常以麻黄连翘赤小豆汤加上清利之品。随着水肿的消退，蛋白尿也会随之好转。

2.从脾治　脾为后天之本，气血生化之源。在治疗蛋

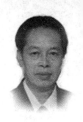

白尿时，常用健脾法以运化水谷、升清降浊，从而使肺气得以统摄而制下、肾气得以充沛而藏蛰。故治脾是调补肺肾、控制蛋白流失的重要环节。对于其他方法久治不愈的蛋白尿，应用补中益气、升提举陷法，加用升麻、党参、柴胡、黄芪、白术、紫苏、防风等药，往往能收到一定的效果。

3.从肾治　中医学认为"肾者主蛰，封藏之本，精之处也"。慢性肾炎，本在肾，肾失封藏是蛋白长期流失的病理机制。在治疗肾炎蛋白尿时，应用阴阳互济、补肾固涩的治疗法则，遵循"善补阳者，必于阴中求阳……善补阴者，必于阳中求阴"和"阴阳互根"的大法。温阳药与滋阴药同用，选加固涩药物如金樱子、白果、覆盆子、五味子、乌梅、赤石脂、煅龙骨、煅牡蛎、补骨脂等。

4.活血化瘀　慢性肾炎迁延日久，蛋白尿长期不消，存在"久病入络""久病必虚"的现象。此类患者病程长，气血虚并兼有血瘀内阻之证，如面色萎黄、神疲乏力、腰痛、舌质瘀紫等虚实夹杂之证。所以在应用益气药的同时，增加当归、丹参、地榆、益母草等活血化瘀药，以推动气血循行，使得肾脏供血改善，蛋白尿也会随之好转。

徐老在临床中，结合自己倡导的动静并治理论，总结出治疗蛋白尿的经验方：①消白复肾汤1号（以补肾气为主）：黄芪、党参、白术、茯苓、怀山药、枸杞子、菟丝子、金樱子（均为静药），蝉蜕、紫苏叶、益母草（均为动药）。②消白复肾汤2号（以补肾阴为主）：黄芪（补气）、当归（补血）、鳖甲、桑螵蛸、莲须、杜仲、牛膝

（补肾）、玄参、麦冬（滋阴）（以上均为静药），蝉蜕、益母草（活血）（均为动药）。在长年的临床应用中获得了比较满意的效果。

【案例】李某，男，18岁，2005年5月初诊。

患者因颜面、双下肢浮肿2年来诊。2年前因上症曾在外院就诊，检查尿常规示尿蛋白（+++），肾脏病理检查提示"轻度系膜增生性肾小球肾炎"。曾给予激素、潘生丁、金水宝等药物及中药（具体不详）治疗，病情曾一度好转。此后常因劳累等原因复发，现特来求治。诊见：颜面、双下肢浮肿，腰酸胀，乏力，动则气短，懒言，尿量正常，大便尚调，舌淡稍胖，苔少薄黄，脉沉细。实验室检查：血尿素氮（-），血肌酐（-），乙肝两对半（-），血脂（-），24小时尿蛋白定量4.5g。诊断为水肿，肾气亏虚证。投以"消白复肾汤1号"化裁：黄芪、党参、白术、茯苓、怀山药、枸杞子、菟丝子、金樱子、益母草、芡实、山茱萸。15天后诸症减轻，复查24小时尿蛋白定量2.4g。继续以上方适当增损治疗1个月后，诸症基本消失，复查24小时尿蛋白定量0.5g。守方治疗3个月后诸症消失，复查24小时尿蛋白定量小于0.12g。继续服中药调治，半年随访未见复发。

尿毒症中医辨治经验

尿毒症是由于肾衰竭引起体内氮质及其他代谢产物潴留，以及水、电解质、酸碱平衡障碍，所出现的一种危重

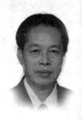

的综合征。中医学将其纳入"关格"范畴。其病因病机多由于外邪反复侵袭、脏腑病损，脾肾阳虚、肾阳衰微，阳不化湿，湿浊内生，壅滞三焦，累及心、脾、肺、胃、肝等脏腑，但病变部位以肾为主。其兼证及变证阴阳错杂、虚实混淆，治疗相当棘手，预后极差，死亡率很高。近年来虽然开展血液透析、腹膜透析以及肾移植，为尿毒症的治疗开拓了新的途径，使一些患者得到了缓解，但因受设备、条件的限制，不可能普及实行。因此，积极地探讨中医学的治疗方法，促使病情稳定或缓解，延长患者生命，是很有现实意义的。

（一）尿毒症的临床症状及实验室检查指标

尿毒症的临床症状表现相当复杂，常见面色暗滞、口气秽浊、浮肿、纳呆、恶心、呕吐、小便闭阻、皮肤发痒、出血、神昏等。按中医学"关格"定义来说，主要是两个症状，即小便不通为关、呕吐不已为格。实验室检查指标：①肾小球滤过率小于25mL/min；②血尿素氮大于21.4mmol/L；③血肌酐大于442μmol/L；④肾图示双肾功能重度损害，B超双肾结构紊乱、皮髓界限不清。

（二）急救处理原则

1.辨标本缓急　本病属于本虚标实之证。虚以肺、脾、肾为主，脾、肾虚最为多见；实多见呕、水肿、尿少、尿闭、出血，以及湿热、外邪侵袭、瘀血、肝风内动所致的临床表现。从本病的发展规律来看，本虚非一时之治能收速效，故应缓治；不治标实会进一步加重本虚，而且如不及时予以急救处理，常致病情加剧而危及生命。故本病的急救原则是治本为缓、治标为急，一旦标证缓解，又当标本同治、扶正祛邪。

2.审浊邪盛衰　湿浊之邪弥漫三焦而水肿、痰浊壅肺而咳喘、湿浊化热而伤脾肾等容易识别，特别不能忽视湿浊之邪化热动血证候。久湿酿热，窜入血分，则出血、气随血脱（缺氧）。故降血分浊毒，亦为急救的原则之一。常用治法有温阳降浊、益气降浊、养血活血降浊、清解降浊等。无呕吐者可以口服用药，有呕吐者宜灌肠或用大黄注射液等静脉给药。

3.察邪在气在血　注意区分气分热毒证与血分热毒证。气分热毒证症见：发热、喉痛、咳嗽、口渴、烦躁、苔黄燥、大便秘结、尿黄等；血分热毒证症见：衄血、咯血、尿血、便血、皮肤瘀斑、烦躁、谵妄或抽搐、昏迷等。无论邪热在气分还是血分，均应急救处理。

（三）急救方法

1.活血降浊　①丹参注射液16～20mL加入10％葡萄糖500mL，静脉滴注，日1次。②复方丹参注射液30～40mL加入10％葡萄糖250～500mL，静脉滴注，日1次。7～15天为1个疗程。

2.清解降浊　50％生大黄注射液100mL加入10％葡萄糖500mL，静脉滴注，日1次，7～15天为1个疗程。

3.通腑导浊　①温肾益气导浊法：制附子、生大黄各15～30g，黄芪30～60g，芒硝10～20g，益母草15～30g；水浓煎至200mL，早、晚保留灌肠各1次。②化湿清热导浊法：生大黄30g，生牡蛎30g（先煎），重楼12g，六月雪

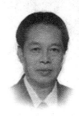

20g；浓煎成100mL，保留灌肠，日1次。③益气健脾利湿导浊法：生大黄15～30g，蒲公英40～50g，生牡蛎30g（先煎），益母草50g；煎成药液800mL，高位灌肠每日1～2次。④益气健脾利湿导浊法：生大黄、制附子、泽泻、茯苓各30g，牵牛子、陈皮、甘草各20g，党参、黄芪各50g；水煎成300mL，分2～3次保留灌肠。

（四）救治变证

1.温救心阳　参附注射液、四逆注射液、人参注射液10～20mL加50％葡萄糖20mL，静脉缓注，日1～2次。

2.清心开窍，清营凉血　①清开灵40～80mL加10％葡萄糖250～500mL，静脉滴注，日1次。②醒脑静4～6mL加50％葡萄糖40mL，静脉推注，日1～2次。③清气解毒注射液200～400mL加养阴注射液、增液注射液500mL，静脉滴注，日1次。④犀角地黄汤合清营汤加减，水煎服。⑤安宫牛黄丸，日服1～2丸。

3.救治肺、肾衰竭　①参麦注射液20～30mL加50％葡萄糖20mL，静脉滴注，日2～3次。②加味红参汤：红参25g、麦冬15g，煎汤做茶饮。

（五）辨证论治

1.浊逆呕吐　①湿浊化热：清胃降逆，用黄连温胆汤加减；②脾胃虚寒：用千金温脾汤合吴茱萸汤加减。

2.肺郁脾虚　用麻杏五苓五皮饮。

3.痰浊化热　用麻黄连轺赤小豆汤加减。

4.脾虚水泛　用理苓汤加减。

5.肾阳虚衰　用真武汤加减。

6.脾肾阳虚　用解急蜀椒汤合五苓散。

7.气虚湿滞　用防己黄芪汤合五苓散。

8.气血两虚　用当归芍药散加减。

9.湿热内蕴　用甘露消毒丹合栀子柏皮汤。

10.肝肾阴虚　用镇肝熄风汤。

11.阴阳两虚　用地黄饮子加减。

临床体会：①中西医结合治疗尿毒症可提高疗效，中医药绝对不能丢。②必须在辨证论治上下工夫，重视脉、舌、色、症四诊。③不论哪一种证候，适当加入清解活血类的药品，有利于排除内毒素，更好地提高疗效。

（六）谈谈对几个具体问题的认识

1.贫血　贫血是尿毒症患者常见的症状，其表现为：贫血貌、头晕、眼花。一般认为贫血要补：一是食补，用脂肪、高蛋白；二是药补，骤进温补滋腻，如人参、黄芪、附子、鹿茸、熟地黄、黄精等。但结果往往尿素氮、肌酐升高，血红蛋白反而下降。其实尿毒症期，肾衰竭严重，每进高脂肪、高蛋白之品，会增加郁热，同时加重肾脏排泄的负担，结果只会让病情加重。因此，只有控制饮食，以素食为主，忌食辛辣刺激及高脂肪、蛋白质类食品，才会使血红蛋白上升，尿素氮、肌酐下降。

2.呕吐　呕吐是尿毒症中最早和最突出的症状，中医辨证多为热郁于胃，胃失和降，上逆为吐。同时兼见心烦、口干、小便赤热、夜寐梦多、舌质红、脉数，为内有蕴热之佐证。故临床以苦寒折热、升降芳化并举，运用黄连温胆汤加减，往往收到较好效果。

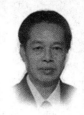

3.尿素氮、肌酐　许多患者长期服用温补益气、滋补填下之药，肌酐、尿素氮升高，病情恶化。从西医学研究来看，其原因有二：一是药味本身含有大量的氨基酸，如阿胶、鹿角霜等胶类都是如此；因肾脏功能早已衰竭，无力将氮质排出体外，再服胶类中药或温补药，就等于增加了氮质的摄入量，而使血中非蛋白氮升高。二是药物本身有抑制机体排出氮质作用，如附子、肉桂、红参等。因此，采用活血化瘀折其郁热、清热祛湿以降滞涩，才能使肌酐、尿素氮下降较快。

辨证论治在急症中的运用举隅

辨证论治为中医学诊疗疾病的重要方法，尤其对病情迅猛、病情重笃之急症，灵活运用辨证论治每能收到较好的疗效。现列举治验数则，以做佐证。

（一）清除痰热法止咯血

【案例】刘某，男，48岁，工人。住院号：3140，1986年6月15日入院。

患者反复咳嗽19年，咯血7年。每因天气变化复发，痰多黏稠，极难咯出，痰中夹血，色鲜红，少则10余口，多则1杯（30～50mL），胸闷有紧束感。西医诊为"支气管扩张"。先后住院8次，经用多种抗生素及止血剂，症状稍微缓解。本次因外感加重，咳嗽频作，咯血再现，特来住院治疗。诊见：症如上述，面色欠华，舌质淡润，苔黄

徐富业

厚腻,脉浮数而滑。此为风热犯肺,热灼津液为痰,痰热胶结,肺络受伤,故痰中带血,甚或咯血。治以化痰止咳为主。投温胆汤加减:茯苓30g,法半夏6g,橘红9g,枳壳9g,竹茹24g,桑白皮10g,川贝母9g,甘草6g。3剂,水煎服,日1剂。

二诊(6月18日):咳嗽大减,痰少稍黏,咯之易出,胸部宽舒,脉象略数。照上方加党参15g。连进10余剂,痰无咳平。观察2周,再无出血,临床治愈出院。1年后询之,病无复发。

按:本例反复咯血多年,曾用多种抗生素及止血剂,病根未除。咯血一证,咳不离肺,乃肺络受伤所致。治疗上一般以清热润肺、平肝宁络,或滋阴降火、凉血止血为常用法则。然此例每因外感咳作,痰多,痰中带血,或咯血。究其病根在肺,其标在痰。故标本兼施,侧重化痰止咳。用二陈汤化痰镇咳,恐方过燥,选温胆汤加减较适宜。重用竹茹、茯苓去痰热;枳壳理气,加桑白皮、川贝母加强清热化痰之力;百部治久咳不愈。久咳咯血之证,临床上如果单纯止血,效果仅显一时;往往因稍事过劳或感受风邪而复发。故此例针对痰热病因,不用止血药,专事化痰止咳,咳停则血止。然咯血虽止,肺气已虚;脾肺为母子之系,应培土生金,补肺先补脾,脾旺则气足,气足不易重感咳嗽。故诊加党参,辨证得当,竟收全功。

(二)苦寒清泄法解春温

【案例】钟某,女,43岁,工人。住院号:832031,1983年4月11日入院。

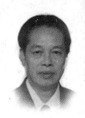

患者先恶寒后发热，继则但热不寒（体温39.6℃），兼见头痛。单位医生诊断"流感"，先肌注柴胡注射液、板蓝根注射液，口服感冒药（西药），又用抗生素治疗旬余。高热缠绵未退，午后热势较甚，平旦稍减，体温相差不到1℃。现诊见微汗而热不退，口渴欲饮，心烦口苦，唇红而干，舌红，苔黄津少，尿黄短少，大便秘结，面色红赤，肝脏可触及，血象不高，肥达反应阴性，西医学伤寒可排除。中医辨证：邪在气分，热在少阳胆经，邪热郁于肌表，不能外达，故见发热为主症。治宜苦寒清泄。投予黄芩汤加味。处方：黄芩15g、白芍12g、黄连6g、大枣15g、甘草6g，水煎内服。服2剂后，热势渐退，口仍干苦，大便数日不通，腹胀不痛，舌红苔黄。此属热结大肠，当须通下清热。宗前方添加大黄10g、枳实10g。仅服1剂，大便得通，体温降至常温。但苔黄尚未恢复正常，脉象略数，胸部闷胀不舒，食欲欠佳。此为邪热未清，上焦气机不利。照上方加瓜蒌壳、川厚朴各9g。服完2剂，再以异功散加石斛20g调理。观察2周，热无再升，全症消失，健康而归。

按：本病起于阳春三月，病初有恶寒发热，旋即高热不退，此属春温，是由温热病邪内伏而发的急性热病。其特点是起病即见里热证候。《素问·生气通天论》言："冬伤于寒，春必温病。"冬受寒邪，潜伏体内，郁久化热，来春阳气回升，引动郁热而外发为病。热邪易伤津耗液，故口渴欲饮、唇红而干、尿黄短少、大便秘结；面色红赤、舌红、苔黄津少等均为一派气分邪热炽盛之象；心烦口苦是因热在少阳胆经，郁热不能外达。清代俞根初在《通俗伤寒论》中对春温有如此论述："伏温内发，新寒外束，有实有虚，实邪多发于少阳膜原，虚邪多发于少阴血分阴分。"本案亦为伏温内发，发于少阳，与此条文颇为相符。关于本病治疗，明代王安道强调治疗以"清里热"为主；《叶香岩三时伏气外感篇》中进一步发展："昔贤以黄芩汤为主方，苦寒直清里热，热伏于阴，苦味坚阴，乃正治也。"故治以苦寒清泄之法，投黄芩汤加味。方中黄芩、黄连苦寒，入少阳胆经，清热燥湿，善清中上焦实热；白芍酸涩，可以收敛阴液，白芍配甘草，又能酸甘化阴；甘草、大枣益气和中，调补正气。服2剂后，热即渐退，药已取效，再随证加减，调理数周即愈。总之，治疗春温应以清泄里热为主，并需注意固护津液。

（三）清热攻下法治虫积

【案例】龙某，女，27岁，农民。住院号：73/2069，1973年5月17日入院。

患者原有腹痛病史，此次脘腹痛连胁20余天，持续发热恶寒半月，兼见口苦，偶有呕吐，口干欲饮，食欲减退。在家自服药物（具体不祥）治疗，症情日渐加重，遂来求治。症见：乍寒乍热，热无定时，体温40℃上下，肌肤灼手，脘胁作痛，按之痛甚，无反跳痛。口苦咽干，不欲饮食，大便结硬，小便短黄，舌质红，苔黄略干，脉象弦数。大便常规：蛔虫卵（++）。西医诊为"胆道蛔虫并感染"。中医辨为太阳证过经，病位主要在少阳。法当和解清热。处方：柴胡12g，黄芩15g，川楝子9g，青皮9g，

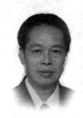

栀子12g，牡丹皮12g，青蒿12g，甘草6g。服药2剂，体温稍降（39℃），脉舌变化不大，大便秘结不解，右上腹拘急痛，阵发性加剧，辗转不安。此病痛似虫积，热似少阳合阳明证。故予和解清里攻下兼驱虫。改投大柴胡汤化裁：柴胡9g，枳实12g，大黄10g，白芍12g，竹茹9g，使君子30g，槟榔15g，雷丸9g。服药1剂，大便通畅，排出蛔虫10余条，疼痛渐减，患者始安。守方继投2剂，体温正常。余症全除，病告痊愈。

按：发热病证，临床首先辨外感与内伤发热两大类，而外感又当分辨伤寒还是温病发热。此病始于太阳，过经半月，症见乍寒乍热、脘胁作痛、口苦、咽干、不欲饮食、时或呕吐。属少阳证备，首用和解，法当和理，但发热未解。复诊时详辨《伤寒论》第106条："太阳病，过经十余日，反二三下之，后四五日，柴胡证仍在者，先与小柴胡汤，呕不止，心下急，郁郁微烦者，为未解也，与大柴胡汤下之则愈。"此证与此条文所论颇似，故先与小柴胡汤；后见便秘、心下拘急疼痛，着眼阳明，投柴胡汤加入驱虫药。服药3剂，便通虫下，体温降至正常，脘胁疼痛随之消失，其功甚速，可见大柴胡汤治疗少阳并阳明证之雄。

（四）和解截疟法退高热

【案例】莫某，女，54岁，农民。住院号82/5280，1982年10月31日入院。

患者深秋发病，症见：寒战，壮热，体温40℃，间日1次，作有定时。每当寒战，欲盖衣被，寒罢则壮热，口渴，头痛欲吐，全身酸痛，热后汗出身凉，精神疲惫。舌红，苔薄黄，脉弦数。查体：心肺听诊正常，腹部平坦，脾可触及。实验室检查：血常规正常，疟原虫（+）。诊断为"疟疾"。患者有抗疟药过敏史，西医建议试用中药治疗。据寒热作有定时、头痛、欲吐、脉弦等特征，辨为邪伏少阳，证属正疟。治宜和解达邪，选用《伤寒论》小柴胡汤合《太平惠民和剂局方》常山饮化裁治疗。服药3剂，热象渐退，症状减轻。再服3剂。后去草果加茯苓、鸡内金，继进4剂，全症尽除，两次查血均未发现疟原虫，病告痊愈。5年后查询患者一直无复发。

按：本例由西医确诊为疟疾，中医辨证治疗。《金匮翼·疟疾》说："少阳胆为风木之府，疟家寒热之邪，必归少阳，是以疟脉多弦，少阳居半表半里之间，其气从阳则热，从阴则寒也。疟者金火交诊，故其病寒热并作也。"症见寒热、脉弦等，此为邪伏少阳，阻于募原，证属正疟。患者年过半百，体力尚健，故一见"疟"证，不必养阴除热或甘温除热；八纲分辨为实热证，故以小柴胡汤和解达邪，以常山饮加强截疟，两方合用，力胜于单用小柴胡汤。徐老临床治疗数例，均获理想效果。

论理气药在胃脘痛中的应用

胃脘痛的发生以脾胃特有的生理病理特点为基础。生理方面，脾主运化，以升为健；胃主受纳，以通为用。

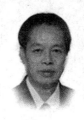

脾胃同居中焦，为人体气机运化的枢纽，脾升胃降功能的正常对人体内的气血协调运行起着至关重要的作用。病理上，脾胃升降失常，表现为"滞塞"，不通则痛。由于外邪、饮食、情志等因素或脾胃本身虚弱，导致脾胃功能失调，中焦气机阻滞，气机升降失常，不得宣通则发疼痛。所以对胃脘痛的治疗，在审因论治的基础上适当配伍理气药物，往往能加强止痛功效。理气药性味多辛、苦、温而芳香，有行散、疏泄、走窜、通行的特点，故有疏理气机的作用。中医学治疗胃脘痛，除强调辨证用药之外，还需选择相应的理气药物，才能取得良好疗效。

若胃脘胀痛伴见食后胀甚、胀满难消、不欲饮食、便溏、舌淡、舌苔薄白、脉细等，多为脾虚气滞证。虚则补之，脾胃虚弱宜健脾补中，多以四君子汤为主。但纯补多见气滞加重，故应考虑动静结合，配合运用"动""走"之理气药使其通而不痛，如陈皮、佛手、砂仁。关于陈皮，陈无己认为：脾为气母，肺为气龠，凡补药涩药，必用陈皮以利气。陈皮能够调中快膈，宣通五脏，具有较好的醒脾功效。佛手长于理气快膈，能行气导滞而除胀。砂仁能"治脾胃气结滞不散"；"理元气，通滞气，散寒饮胀痞"；"主醒脾调胃"，为开脾胃之要药。诸药配合运用可达补而不滞、事半功倍之效。

若脾胃虚弱夹有下焦湿热，症见胃脘痛伴大便溏烂、日行数次，肛门重坠或有灼热感，舌淡或淡红，舌边有齿印，舌苔白腻或黄腻不厚。可以运用参苓白术散、六君子汤（或香砂六君子汤）配合葛根芩连汤等。在健脾化湿的基础上，选用木香、玫瑰花、台乌药行气止痛。其中木香"治心腹一切气，膀胱冷痛，呕逆反胃，霍乱，泄泻痢疾，健脾消食"；乃"三焦气分之药"，能升降诸气、行气止痛、调气以除后重，用于腹痛便溏、肛门重坠者效佳；玫瑰花芳香疏泄，不但能疏肝醒脾、行气止痛，还有收敛止泻之功，对于脾虚湿盛、气滞腹痛、便次增多者尤为适宜；台乌药为顺气止痛之品，能"疏利胸腹邪逆之气"，其性和，一切气病皆可用。处方搭配时注意寒热均衡，用之于寒热痛证均有很好的行气止痛功效。

若肝气犯胃导致肝胃不和，症见胃脘痛随情绪变化增减，痛引胁背，伴有呃逆、嗳气，善太息，大便不调，舌淡或红，苔薄白，脉弦。治宜柴胡疏肝散加减。理气药多选用香附、合欢花、沉香、川楝子。香附利三焦、解六郁，为调气开郁之品，是治疗肝郁气滞腹痛的要药。《神农本草经》说合欢花能"安五脏，利心志……令人欢乐无忧"，有舒郁、理气、安神的功效，能合心志、开胃理气；临床使用证明合欢花确实具有很好的行气止痛、解郁开胃功效。《本草经疏》云："沉香治冷气，逆气，气结，殊为要药。"沉香有行气止痛、温中止呕、纳气平喘之效。仲淳（缪希雍）又曰："诸木皆浮，而沉香独沉，故能下气而坠痰涎。能降亦能升，气香入脾，故能理诸气而调中。"沉香既能治胃失和降的呃逆，亦有行气止痛良效，凡胃气上逆者使用必有好处。川楝子味苦、性寒，"入心及小肠，止上下部腹痛"。可以用于肝经有热诸痛证。张元素曰："热厥暴痛，非此不能除。"故热证疼痛

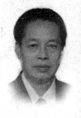

用之适宜。

若湿热困阻中焦，症见胃脘灼热辣痛，口干苦，呃逆泛酸，大便干结难解或便黏，伴肛门灼热，舌质红，苔黄厚腻，脉弦滑。可选用连朴饮加减清中焦湿热。理气药多选枳实、枳壳、大腹皮、川楝子、素馨花、合欢花。枳实、枳壳皆能利气消胀、通利止痛，适宜治大肠秘塞、里急后重；大腹皮辛散破气而走阳明，能"下一切气，通大小肠，健脾开胃"。此三种药多用于胃脘痛热结便秘者，脾胃气虚或阴虚而大便不畅者较少使用。素馨花多见于两广、四川、海南等地，《岭南采药录》记录其能"解心气郁痛，止下痢腹痛"，为临床治疗脘腹疼痛的要药，可用于各证型胃脘痛，消胀除痛效果极佳，对于胁痛亦有很好的止痛疗效。

若胃阴亏虚，症见胃脘隐痛或灼痛，胃中嘈杂易饥，饥不欲食，口咽干燥，渴不思饮，大便干结难解，舌红少苔或无苔，脉细而数。治宜养阴清热，行气止痛。从药物四气五味分析，辛味行散，性温通行，理气药多具辛温香燥之性，易耗气伤阴，宜慎重选用。徐老喜欢选用川楝子、素馨花两味药物。川楝子兼有行气、清热之效，止痛而不化燥；素馨花味甘性平，能行气健胃。两药用于阴虚内热型胃脘疼痛，无辛温香燥之弊。

若脾胃虚寒，症见胃脘隐痛，绵绵不休，喜暖喜按，疼痛遇寒加剧、得温缓解，泛吐清水，四肢不温，舌质淡胖，舌边有齿印，苔薄白，脉沉细无力。是为寒性凝滞使气机阻滞，导致胃脘疼痛缠绵难止，可运用理中丸祛除中

徐富业

焦虚寒，并在此基础上结合使用理气药物疏通气机。徐老常常选用性味辛温的香橼、甘松、台乌药三味药物。其中香橼能够行气宽中开郁，多用于寒凝气郁、胃痛呃逆者；甘松散寒止痛，行气消胀，适于胃脘疼痛兼不思饮食、胸闷腹胀者；台乌药辛散温通，有良好的行气散寒止痛之效，可随证使用。

若胃脘疼痛病程日久，或反复不愈，痛如针刺，痛处固定而拒按，舌质暗或有瘀斑、瘀点，脉弦涩，是为瘀血阻滞之证。治宜失笑散及丹参饮加减。《杂病源流犀烛》中云："气运乎血，血本随气以周流，气凝则血亦凝矣。气凝在何处，血亦凝在何处。"临床上很少有单纯的血瘀证而不伴随"气"病的情况，因此，理气药物在血瘀型胃脘痛中的应用尤其重要。理气药物运用得当，令气行则血行，才能消除症状、祛除顽疾，达到治病求本之目的。在该证型的治疗中多用青皮、川芎、郁金三味药物。青皮具有疏肝破气、散积化滞功效，健胃之功略弱于陈皮，而行气散积化滞之力尤胜，多用于食积胀痛以及气滞血瘀结聚之证；郁金味辛，能散能行，《本草经疏》云其"入手少阴、足厥阴，兼通足阳明经"，既能活血、又能行气解郁，适用于舌暗苔黄厚，血瘀夹痰之证；川芎为"血中气药"，辛温活血，行气止痛，增强活血化瘀之效。

在治疗各型胃脘痛的过程中，辨证配合使用理气药，使补不碍滞、消不伤正，对于恢复中焦气机升降和治疗疼痛有良效。胃脘痛除了上述证型，还有胃阴不足、瘀血内阻、脾胃虚寒等，均可根据其伴随症状，按上述原则合理

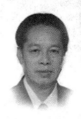

选用理气药物，不必时时拘泥寒热之性；但须病药相符、配伍精当，才能提高疗效。

研读经典感悟

"治未病"思想探幽

早在两千年前，《内经》《难经》《金匮要略》等著作就提出了"治未病"的观点，这是中医学预防医学思想的精华。它以整体观念为指导，以五行学说的制化理论为依据，对于预防保健具有很大的临床价值。它不仅反映中国古代医学先进性、科学性的一面，而且至今仍具实用性。中医学的预防医学思想，在现代越来越深入人心，越来越显示其独特的作用。下面谈谈对"治未病"的有关思考。

（一）"治未病"的渊源

西汉时期成书的《内经》最早提出"治未病"观点，继而《难经》《金匮要略》等著作中又有不少论述，为启迪后学、促进医学的发展做出了卓著的贡献。

1.《素问·四气调神大论》曰："是故圣人不治已病治未病，不治已乱治未乱，此之谓也。夫病已成而后药之，乱已成而后治之，譬犹渴而穿井，斗而铸锥，不亦晚乎！"此文用日常生活及作战之事比喻，告诉人们做任何事都必须有备无患。治已病不如治未病，应备御虚邪，若

225

行不及时，悔之已晚。说明预防思想是原则性理论。

2.《难经正义·七十七难》云："凡病皆当预图于早，勿待病成方治，以贻后悔也。治之早则用力少成功多。"此文更透彻阐述，病未成之前，切实做好预防工作，或病起之初，应抓住时机，把疾病灭于萌芽之中，从而减少患者的痛苦，也免医者费心神。

3.《金匮要略·脏腑经络先后病脉证》云："问曰：上工治未病，何也？师曰：夫治未病者，见肝之病，知肝传脾，当先实脾。四季脾旺不受邪，即勿补之。中工不晓相传，见肝之病，不解实脾，惟治肝也。"本文从人体内部脏腑相关联的整体观念出发，以肝脾关系举例，论述"治未病"的治疗原则，并以"上工""中工"评价医生的水平。可见医生不要头痛医头、脚痛医脚，一定要树立整体观念，掌握生理病理的变化，辨证辨病论治。

（二）"治未病"的含义

"治未病"的实质就是中医学的预防医学思想，是原则性理论，其内涵有几个方面。

1.未病，防止疾病的发生 即采取各种措施增强体质，提高机体免疫力。其方法甚多，如节饮食、慎起居、舒情志、适当运动。顺其自然、生活规律、调摄精神，才能辟邪不至，充实元气，人不生病。中医学认为，疾病的发生取决于致病因素（病邪）和人体的抵抗能力（正气）两个方面，且以正气为主要因素。《内经》指出"正气存内，邪不可干"和"邪之所凑，其气必虚"，说明疾病的性质以及发展转归取决于邪正的消长盛衰。《内经》概括为

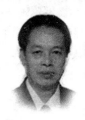

"邪气盛则实，精气夺则虚"，并在邪正斗争的发病理论基础上，确立了临床治疗"扶正"与"祛邪"的治则。可见中医学在疾病发生、发展和治疗的整个过程中，始终强调正气作用，中医的"正气"显然包含了西医学的人体免疫功能。

2.已病，防止疾病的转变　这就是早期诊断、早期治疗，杜绝疾病的蔓延转变，即所谓"上工救其萌芽"之义。临床中，常从整体观念出发，认真分析邪正两者斗争对立关系，因人而异，抓住不同阶段的特征，采取不同的治疗原则，进行辨证与辨病结合。如治疗肺心病，实践所见以外感寒邪诱发居多，临床表现为肺卫失宣型，西医多诊为肺心病合并感染。故中医以解表散寒、温化里饮、祛邪为主。选用小青龙汤化裁治疗，一般效果较好。如果在这个阶段不及时做出诊断，不及时驱除寒邪、控制感染，待病情加重，势必用力多、疗效少。就会像张景岳所说那样："今之人多见病势已成，犹然隐讳，及至于不可为，则虽以扁鹊之神，亦云无奈之何，而医非扁鹊，又将若之何哉？"如肺心病急性期转为缓解期，辨证为肺脾气虚、痰浊阻滞，治则应以治肺为主、治心为辅，清化痰浊，控制痰涎壅肺，以免咳喘益甚。常用益气、健脾、降气、化痰之生脉饮合葶苈大枣泻肺汤加减治疗。代偿不全期，表现为肺肾两虚，治宜摄纳肾气、消肿平喘为主，佐以养心活血，重心放在扶正，选用济生肾气丸合生脉饮加减。此为治本，从而达到巩固治疗效果以及防止疾病复发的目的。这一治疗过程，实为中医学预防思想指导临床实践的

徐富业

范例。

3.已愈，防止疾病的复发　《金匮要略·呕吐哕下利病脉证》云："下利已差，至其年月日时复发者，以病不尽故也，当下之，宜大承气汤。"此因患病之初，治不彻底，或用涩药止利，以致邪未尽去，留恋于肠胃之间；每到一定季节，受气候影响或为饮食所伤而再次发作。治疗当用攻下，以排除未尽之邪。炉烟虽熄，需防灰有火、死灰复燃，这也是古人"治未病"思想的重要组成部分，不可不知。

（三）"治未病"在临床中的应用

1.注意脏腑的整体联系　首先要认识五脏之间互相联系、互相制约的关系。一脏有病可以影响他脏，在临床中必须全面考虑到五脏之间的互相影响。如"见肝之病，知肝传脾"，说明肝病容易传脾的关系。其他脏腑之间同样有传变关系，"知肝传脾"仅举例而已。

2.注意预防疾病的传变　在脏腑相互关联的基础上，《金匮要略》指出："见肝之病，知肝传脾，当先实脾。"其精神实质在于治疗时照顾整体，治其未病之脏，以防疾病的传变。如肝有病，应当调补脾脏，其目的是使脾脏正气充实，不受邪侵，防止多脏的病变。

3.注意辨证治疗的灵活性　如《金匮要略》条文指出"四季脾旺不受邪，即勿补之"，提示肝病是否需要补脾，应根据具体情况而定。这就告诉我们在治疗疾病的过程中，任何治疗方法都必须灵活运用，而不能一成不变。

（四）"治未病"的价值

1.未来医学发展预防　随着人们对于健康的重视增加，

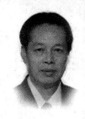

以及科学技术的向前发展，人们对于疾病的治疗，将由目前的病变后治疗向预防性治疗过渡，疾病的早期治疗将越来越被人们重视。

2.临床实践需要预防　预防思想具体体现了中医的特色，它注重脏腑整体关系，在临床中全面考虑脏腑的相互影响。五脏六腑各有其生理功能，但彼此之间亦存在生克乘侮的关系，故一脏有病，最容易传之所克之脏。古人告诉我们，所有脏腑之病，无论实与虚，皆能传病或影响其所克之脏。所以，临床需严加防范，先安其未受邪、未受病之地；对所有杂病，都必须及时如法治疗，以防其传变。如肝病实则疏泄太过，易传脾脏，故"当先实脾"以防肝病之传；肝病虚则疏泄不及，也可影响及脾，故"益用甘味之药调之"。在临床中是否应补脾，必须遵循"肝实脾虚才能补脾，肝虚脾旺不必补脾"。如遇到肝病先见头晕、胁痛、脉弦的肝实证，而后再出现纳少、乏力、便溏等脾虚症状，此时治肝只有兼顾脾脏才能取得效果。即便脾不虚，也应该在泻肝的同时照顾脾脏。常用逍遥散中之白术、炙甘草等药，即是治肝顾脾之法。再如急性黄疸型肝炎，多属肝脏湿热、脾胃湿热证等实证，若使用大量苦寒清热利湿药而忽略脾胃，则黄疸虽退，但会继而出现胁痛、不欲饮食、胸闷、腹胀、便溏、脉弦之肝脾不和证、肝郁脾虚证。另一方面，凡是用补脾药不宜滋补太过，补而腻脾达不到补脾的目的。故使用滋补药时，可适加少许理气行气药，以求补而不腻。肝病脾虚尤需补脾，因培土而荣木。如后世根据《金匮要略》之酸、甘、焦、苦合用之原则，选用白芍、五味子、山茱萸、酸枣仁、当归、丹参、地黄、炙甘草、大枣等药治头目眩晕、视力减退、失眠、梦多、脉弦之肝虚证，亦是顾脾之法。总之，运用"治未病"的理论指导临床，具有极高的现实价值，后世应用具有广阔的前景。

3.防治关系重在预防　西医学强调预防，中医学早已明确"治未病"的预防思想，中西医在思想认识上无矛盾之处。西医学在预防方面，有很多疗效确切的药物，消灭了不少传染病；中医学《内经》《难经》《金匮要略》以至明代《温疫论》等书，其中的预防思想和经验为人们留下了丰富宝贵的财富。中西医学有很多互补之处，如2003年上半年抗击"传染性非典型肺炎"过程，充分证明了中医治疗的优势，并得到了世界卫生组织的认可。有的收治"非典"患者的治疗单位坚持服用中药等措施，全体医务人员无一人被传染"非典"，这是了不起的经验，是"治未病"预防医学思想的实践典范，充分显示中医药蕴藏的活力。

此外，"治未病"思想强调人们在日常生活中，也应"能养慎，不令邪风干忤经络"，即内要调养正气，外要防邪气的侵犯。

综合上述，古人对"治未病"重要性和必要性的认识，与现代预防为主的医疗方针是一脉相承的。古籍所涵的学术思想十分丰富，实为中医学的宝贵遗产，对当今研究"治未病"预防思想，有着极高的现实指导意义和利用价值。

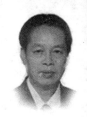

学习《伤寒论》合病并病的体会

《伤寒论》以六经作为辨证论治的纲领，以八纲作为辨证论治的准则。临床上出现一经证型，即以一经法治疗。但疾病的发展过程往往是错综复杂的，除了一般按六经次序传变之外，还有合病、并病等情况。两经或三经的证候同时出现者，称为合病。一经的证候未罢，而他经证候相继出现者，称为并病。合病、并病之名仅见于三阳经，在阴经中无此病名。重温有关条文，颇领其意，现浅谈一点认识与体会。

（一）关于合病、并病的主证及病机的认识

合病、并病在《伤寒译义》（江苏中医学校编著本）中归纳为六大证型，其中合病有四个证型：①太阳阳明合病，条文有第32、33、36三条；②太阳少阳合病，条文有第172条；③阳明少阳合病，条文有第256条；④三阳合病，条文有第256、219两条。并病有两个类型：①太阳阳明并病，条文有第48、228两条；②太阳少阳并病，条文有第142、171、150三条。

第32条主证为"自下利"，此为表邪影响大肠的病变；第33条主证为"呕"，此为表不解，内迫阳明，上逆于胃的病变；第36条主证为"喘而胸满"，此为表寒外束，肺胃之气极阻所致；第177条主证为"自下利"或"呕"，此为表邪陷入少阳，内迫于里的下利，胃气上逆而呕的病理变化；第224条主证为"腹满、身重，难以转

徐富业

231

侧，口不仁，面垢，谵语，遗尿"，其病机是阳明热盛，气机受阻，心神被扰；第48条主证为"续自微汗出，不恶寒……设面色缘缘正赤者……躁烦，不知痛处，乍在腹中，乍在四肢……短气但坐"，此为二阳并病，阳气怫郁在表，肺气被遏；第225条主证为"但发潮热，手足漐漐汗出，大便难而谵语"，此为二阳并病，太阳证罢，阳明腑实已成；第147条主证为"头项强痛，或眩冒，时如结胸，心下痞硬"，此为外邪所犯，经气不利之故；第176条主证为"心下硬，颈项强而眩"，此条病机与第147条基本一致。如上述可见，合病、并病的不同证型均有各自的主证。因此，分辨主证，详审病机是鉴别疾病性质的主要关键。如主次不分、病机不明，妄投方药必有变证或加重病情之虞。

（二）对合病、并病在辨证论治上的体会

太阳阳明合病与太阳少阳合病均有"下利"证，其证相同，而治法有异，其义何在？如第32条："太阳与阳明合病者，必自下利，葛根汤主之。"第177条："太阳与少阳合病，自下利者，与黄芩汤。"此两条同是合病，一用解表，一用泄里热，皆得其应。这就说明合病既是两经受邪，邪气不可能两经各居其半。临证也证实了这一点。如葛根汤治疗太阳阳明合病的"下利"，其病机偏重在太阳之表，故用葛根汤解肌发汗，肌表之邪得外泄，自利也自然而愈。从方药组成来看，葛根汤是由桂枝汤加麻黄、葛根组成。既有发热、恶寒、无汗、头项强痛、脉浮等表证，复有自下利的里证。下利虽属里证，但因表证引

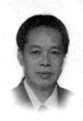

起，故方中重用葛根为主药，其性味甘辛，能生津，又能解表祛邪。其证表实无汗，故加麻黄，不但能调和营卫，还能发汗祛邪。由此可见本方仍以解表为主，文中用"主之"这一肯定之词，说明此二阳合病的证候与葛根汤完全相符。

第177条是述太阳少阳合病而"自下利"或"下利而呕"。既为太少同时受邪，则应既有太阳的表证，又有少阳半表半里证。条文未叙述太少合病在表或半表半里的见证，而是以"自下利"或"呕"为主证，可见此系外邪已入里化热，因而"自下利"。这与第32条由表邪影响阳明偏表的"自下利"显然不同。太少合病这一条，表邪或半表半里之邪已不甚重，所以其法也就以清热和里为主，故用黄芩汤清热和里，里和热清，表邪亦可随之而解。再以方测证来看，黄芩汤亦可以说是由小柴胡汤化裁而成。因无寒热往来、胸胁苦满等小柴胡汤的主证，故去柴胡；只利不呕，故去姜、夏；因其胃气不虚，故不用人参。本条所述之"自下利"原由太少合病而来，其治疗重点在于清热和里，故于小柴胡汤中去柴胡、人参、生姜、半夏，而加白芍以和里缓急止痛。从黄芩汤的药物推证，该方实为治疗夹热下利（相当于西医学之急性肠炎）的一个常用方剂。故陆渊雷说此条见证唯"下利与呕"，方药亦但治胃肠，可知其主治的是急性胃肠炎、赤痢之类。

关于并病的辨证治疗，一般来说可以数经兼顾。如第48条太阳阳明并病，在初病太阳的时候，发汗不彻致阳郁于表，面色缘缘正色者，宜小发汗；若表气不疏，邪热壅滞者，可见躁烦、不知痛处、短气、但坐等症，表未解者仍可发汗解表。此外，并病在治禁方面也得引起重视。此条谈"若太阳病证不罢者，不可下"；第176条太阳少阳并病有述"慎勿下之"；第147条也述"慎不可发汗"。由此可知，并病的治疗除了掌握辨证论治之外，凡是表证未解者，下之会引起其他逆证。凡与少阳并病者，汗、吐、下法均为少阳病所禁。如发其汗则津液愈伤，少阳木火愈炽，而可见谵语等症蜂起。

综上所述，合病、并病在辨证中的应用，说明了六经分证不能截然分开。此外，合病、并病还提示了病情的复杂性和治疗的机动性，在治则上要权衡轻重、分别主次、重点论治。如偏于表者以表治，偏于里者从里治。

疑难病案

脉 痹

【案例】陈某，男，64岁，住南宁市人民路，于2005年5月11日初诊。

患者右下肢肿胀疼痛1个月，曾到多家市级医院就诊，西医诊断"右下肢深静脉栓塞""下肢动脉硬化"。经打针、服药未见好转，反而痛楚越加明显，肿胀加重，步履艰难，局部有灼热感，全身无发热，局部肤色无紫黑。外院建议手术截肢，患者惊怕，经友人介绍前来医治。诊

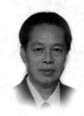

见：右下肢小腿周长比左侧（正常）大1/3，按之疼痛并有热感。舌质略暗红，苔黄厚腻，脉象弦滑数。辨为湿热瘀血内阻证。以清热除湿、活血通络为治则。处方：苍术15g，黄柏10g，薏苡仁30g，牛膝20g，蜈蚣2条，全蝎6g，土茯苓30g，泽兰10 g，王不留行10g，红花9g，赤芍20g。治疗过程中，先后调整应用过黄芪、白术、路路通、炒山甲、莪术、地龙。经治3个月，肿痛消失，再到医院做B超复查，未见深部栓塞现象。此后时来开药，要求巩固疗效，以防病变复发。

按：脉痹最早见于《内经》，其有"疏其血气，令其条达"；"脉道以通，血气乃行"；"痹在于骨则重，在于脉则血凝而不流"等条文。本病相当于西医学血栓栓塞性疾病。本案因于湿热下注，痹阻不通，气血不流畅而成病。证属湿热血瘀内阻证。湿热为本、血瘀为标，治宜标本兼理。在治疗过程中贯穿一个"通"字，也就是活血祛瘀法。方中以四妙汤清化湿热治其本；选用泽兰、王不留行、红花、赤芍等药活中有补，活血而不伤正；适加蜈蚣、全蝎、地龙加强窜动走散之功。药用技巧，其功匪浅，使患者免除截肢痛苦。

外伤性头痛

【案例】晏某，女，42岁，南宁市人，2007年7月2日初诊。

患者外伤后反复头顶疼痛、麻木3年余。经西医治疗无效后改服中药，坚持服药1年余无明显效果（观其方乃按血瘀证予活血化瘀治疗），遂来我处诊治。患者诉伤口早已愈合，复查CT无异常，但觉头顶处持续针刺样疼痛伴麻木不能缓解，无头晕、视蒙，纳寐一般，大便稍硬、难解，舌质暗淡，苔黄厚滑，脉略弦滑。予黄连温胆汤加味。处方：川黄连9g（打），竹茹10g，枳实12g，云茯苓25g，法半夏15g，橘红9g，甘草6g，红花9g，白芷9g，川芎9g，牛膝20g。7剂。

2007年7月9日二诊：诉服药后大便能解，余症同前。守方加丹参15g。7剂。

2007年7月16日三诊：诉头痛、头麻见好转。舌暗淡，苔厚渐退，脉稍滑细。疗效初显，上方加石菖蒲10g。7剂。

2007年7月23日四诊：诉头痛、头麻进一步改善，大便不畅。苔薄黄滑，脉细略滑。上方加白术12g。7剂。

2007年7月30日五诊：诉头痛已除，还有少许头麻，月经有血块。舌苔已退为薄白，脉细。守方加益母草15g。

按：脑外伤后遗症是一个以头痛为主要表现的复杂症候群，常影响到患者的日常生活和工作。本病属中医学"头痛"范畴。脑为诸阳之会，颅脑受到外伤，必然导致诸阳脉损伤，使气血运行逆乱，重者血溢脉外。气血不畅或血溢脉外导致经络阻塞，不通则痛，发为头痛。若病久，常因瘀致虚，肝肾亏虚，髓窍失养；若平素饮食不节，过食肥甘，聚湿生痰，痰浊随气血上蒙清窍，可致头痛缠绵不愈。本例患者病程已久，反复不愈，为内伤之

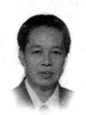

证。具有外伤病史及刺痛症状，似有瘀血内阻之象。然而观舌苔黄厚而滑，则为典型痰湿内阻之证。据余经验，痰湿若不能化，此证难愈。盖因头为"诸阳之会""清阳之府"，痰湿中阻，清阳被遏，清阳不升致上窍失养，则发为头痛。此证时发时止，甚至可以持续数年或数十年不愈。若不能紧扣病机、抓住痰湿这一病理产物进行治疗，往往难以取效，导致病情迁延反复。如误投滋腻补益之品，更有令痰浊胶着愈甚、难以清除之害，病证加重。余时时谨记中医辨证论治特色，查舌验脉、四诊合参。此为典型痰湿内阻之证，亦应古语所云"百病多为痰作祟""怪病多痰"。试投予黄连温胆汤配合化瘀药物，温化痰湿为主兼以活血祛瘀，提升胆腑清阳之气。"胆气春升则万化安"，阳气得升，水湿可运，痰湿一除，诸症消失。

外伤后癃闭

【**案例**】黄某，女，35岁，1975年10月2日入院，住院号4707。

患者1天前挑柴跌倒，臀部先着地，腰部受压。当即感觉腰部疼痛，不能自解小便，下腹胀满，遂于翌日入我院治疗。检查：右季肋部有轻度压痛，无开放性损伤及皮下血肿。经西医外科对症治疗后，腰痛日渐好转，唯小腹仍坠胀不消。伤后20多天小便一直不能自解，每天均需导尿。多次针灸治疗毫无效果，遂邀余诊治。诊见：面色欠华，语声低微，大便稍溏，不能自解小便，小腹胀坠，舌质淡，苔薄白，脉细弱略涩。四诊合参，诊为癃闭（尿潴留）之气虚下陷夹瘀证。治以升阳益气为主，兼以散结通窍。处方：黄芪12g，柴胡10g，升麻9g，牛膝15g，桃仁12g，赤芍9g，麝香0.6g（冲服）。连服2剂，上症无明显变化。

1975年10月26日二诊：经再三考虑，觉得以上辨证无误，其所以治不获效，可能因为益气药不足。故守原方去麝香，加重黄芪用量至24g。服药2剂，小腹坠胀加重，欲解小便；拔除导尿管，患者轻压小腹，小便即通，自觉全身舒适。停药观察5天，排尿自如，余症消失，治愈出院。

按：各种外伤损伤膀胱及尿道的交感神经、副交感神经，使患者不能自行排出尿液而潴留于膀胱内，即外伤所致尿潴留，归属于中医学"癃闭"范畴。本案患者素体脾肺气虚，加以跌仆损伤，以致气虚下陷，膀胱气化失职，兼瘀滞内阻。病本气虚，故治疗以补气为主、通瘀为辅。黄芪、柴胡、升麻合用有益气升提、促进膀胱气化的作用；肝主疏泄，疏泄无力则尿闭，柴胡有疏肝解郁之功；牛膝祛瘀通尿道，且有补肾作用；桃仁宣肺行气通瘀。全方合用，可达到补气升提兼通瘀滞的目的。此例首用两剂效果不显，并非辨证欠准，而是补气药力不足，以致药后膀胱仍气化无权、癃闭不解。最后两剂紧扣病机，加大黄芪用量，才得以药到病除。

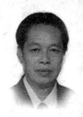

功能性不射精症

【案例】夏某，26岁，1981年10月3日初诊。

患者素体健壮，1981年9月结婚。婚后每于行房，阳强易举，坚而不倒，无精液射出，每次可持续1小时左右，乃至大汗淋漓、力乏神疲。曾在某医院行相关检查均为正常，服调节神经药物无效，遂来求治。问其有心胸烦热、头晕失眠等症，大便略干，小便色黄。观其体质强健，面色红润，舌质红，苔薄黄。切其脉弦劲而数。诊断为功能性不射精症。辨证为肝火旺盛、肾水不济。治法：平肝泻火为主。处方：龙胆草12g，黄柏10g，知母9g，泽泻10g，夏枯草15g，黄芩12g，生地黄15g，广木香6g（后下），甘草6g。每日1剂，煎2次取400mL，分2次服。针灸：双神门、太冲，用泻法；关元、气海、中极、水道、双三阴交，用平补平泻法。每日1次。

经行上述治疗后第4天，行房时间明显缩短，且有少许精液射出。治疗10天后，行房和射精完全正常，无特殊不适。尔后改服六味地黄丸以资调理。4个月后随访无反复。

按：功能性不射精症是男科常见性功能障碍疾病，也是男性不育的病因之一。精神及感情刺激、体质差、客观环境不佳、过于劳累等因素均可导致功能性不射精症。古书中尚未发现有记载，但关于"肾藏精"之说，历代名著论述诸多，如《内经》云："肾者主水，受五脏六腑之精而藏之。"按经典之理，本病应与肾脏有关。然患者平素健康，四诊合参无肾虚征象而见肝旺之候。推其病理，系肝火旺盛，肾水不济，子病及母，则阳强不倒、无精液射出。故以龙胆泻肝汤去栀子、柴胡、当归，以祛肝经热邪；配黄柏、知母以济肾水，共奏泻热而不伤阴之效；夏枯草清肝泄热，善治肝火；全方苦寒，恐伤脾胃，少佐广木香、甘草乃为顾脾之妙。针灸太冲、神门，用泻法以泻肝心二经之火；三阴交、关元、气海、水道，用平补平泻兼补肾经，使肾水康复。病证虽罕见，但斟酌使用中药配针灸，疗效显著，此乃辨证施治之功。

大便失禁

【案例】韦某，男，45岁，1979年7月5日初诊。

患者素禀体弱，某日捣碎猪骨头一大碗，拌米粉末为丸，顿服。当日夜半，腹胀矢气，小便短少，大便黏稠秽臭，频频登厕，便数十次，但无里急后重。自行服食番桃叶，下利不减，反增腹痛，时轻时重。迁延2日来院求治。诊见：大便失禁，粪便浸湿短裤长裤，奇臭难闻，形体消瘦，皮肤弹性极差，舌苔白腻厚滑，脉濡滑。几位医生前往诊治，某医主张急投涩肠固脱桃花汤之类，某医建议用消食化滞之品，某医建议治以健脾培中。余闻各有其理，理当合机，既然投止泻之品腹痛蜂起，则固涩不宜使用。止泻方法诸多，何以为善？溯《金匮要略·呕吐哕下利病脉证治》条文："下利气者，当利其小便。"但仲师出法

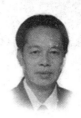

不疏方。遵其法实为"急开支河"之理，遂试投猪苓汤加山楂治之。予药1剂，小便畅利，大便始有定数。继进2剂，大便失禁已止。继用异功散培补中气，调补10余日，康复而归。

按：排便滑脱不禁，甚则便出而不自知者称为大便失禁，古代医籍或称之为"滑泄"，或称之为"大便滑脱"，或称之为"遗矢"。治疗以运脾化湿为基本原则。湿盛者，重在化湿，佐以清利；兼表者，佐以解表；夹暑者，佐以清暑；伤食者，佐以消食导滞。本案中前医予固涩、消食化滞之法而未见疗效，盖因脾运不健，食积湿阻气滞。急以利小便法分利肠中之湿阻，使气滞湿阻之机得宣畅。今清气出大便，清浊阴阳不分也，故"急开支河"使清气从小便出，则下利可止矣。利止之后，复其元气，用异功散培补中气，收效顺利。猪苓汤功在育阴利水，医者多用于治疗渴欲饮水、小便不利、涩痛或夹脓血、点滴难出、少腹满作痛之证，余临证用于治疗大便失禁，亦有收获。

婴儿便秘

【案例】杨某，男婴，3个月，1984年8月18日初诊。

其母代诉：患儿于1984年5月12日出生，出生5天后大便不通，用甘油栓塞肛始能排便，日日如此，迄今2个月余，时而吐乳。病后1个月，曾请某医师诊治。据病历记载：患儿体弱，面色萎黄，指纹淡，唇舌色淡，苔白厚滞，哭声低微，脉沉。其辨为中气不足，脾胃运化失职，升降失常。故投四君子汤加味治之。处方：太子参8g，黄芪8g，白术5g，茯苓8g，甘草3g。服药数剂，便秘吐乳症状不减，反现烦躁不安、哭闹不宁，其母迫切求诊于余。前医予大量健脾益气之品，反而病情加重，患儿应非纯属虚证。详细辨别：指纹淡滞而沉，舌质淡白，苔黄略厚，辨为气虚胃肠积滞之虚中夹实证。余在少量益气的基础上，添加行气导滞之品。处方：太子参3g，茯苓5g，生地黄6g，麦冬3g，枳实2g，莱菔子3g，桃仁3g。执药2剂。患儿服药1剂即排秽臭大便。进完2剂，吐乳已止，昼夜安卧。嘱其母进食适减肥甘厚腻，少食辛燥之品，以免乳汁引起小孩胃肠积滞之证再发生。半年后询知婴儿排便正常，健康发育成长。

　　按：便秘是婴儿一种常见病证。单纯性便秘多因结肠吸收水分增多引起，其发生主要与饮食不当有关：若进食过少，消化吸收后余渣少，致大便减少、变稠；若奶中糖量不足，肠蠕动弱，可使大便干燥；若饮食不足较久，引起营养不良，腹肌和肠肌张力减低、收缩力减弱，则加重便秘，形成恶性循环；若食物中碳水化合物不足，肠道菌群继发改变，大便呈碱性易干结；若小儿偏食，喜食肉类而少吃或不吃蔬菜，食物中纤维素太少，也易发生便秘。中医认为小儿"脾常不足"，若小儿饮食失调，或饥饱不匀，或厌食挑食，或喂食不当，导致脾胃损伤、湿热内生，热邪蕴结肠道，伤津耗液，肠道津枯以致大便秘结而为病。细询知悉其母怀孕时，过食辛辣炙烤之品，致邪蕴

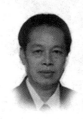

积，导致婴儿胃肠壅结，津液不行，肠失传导，以致大便秘结不通；胎禀中气不足，致大肠传导无力。类似虚实夹杂之证，前医纯补则越补越滞，症状加重。余总结前者失误，方选太子参、茯苓益气，用生地黄、麦冬、太子参滋阴增液，配合枳实、莱菔子、桃仁行气导滞。疾病极速转机，大便得通，呕吐亦止。药味虽少，确收到事半功倍的效果。

积　聚

【案例】王某，男，66岁，甘肃兰州人。

患者右上腹胀痛半月余，痛楚难忍，影响睡眠，不能饮食。曾在兰州医学院第二附属医院住院，无法确诊，打针治疗无效果。医生建议剖腹查因，患者及家属不同意。后患者家人收看CCTV-4"中华医药"栏目报道我善治胃肠道疑难病证，遂请求我给予中药处方，寄望中医挽救危在旦夕的患者。

家人来信描述病情，随后托朋友带当地医院检查资料前来。腹部CT平扫：胆道低位梗阻，考虑胆总管中下段偏右侧占位病变所致。第二次CT示肝内胆管扩张，胆总管轻度扩张，未见肝占位（必要时MRCT）。ERCP印象：胰头癌。逆行胰胆管造影及闭胆管引流术，印象：胆总管、胰管下占位，闭胆管引流。病理报告诊断：胆总管刷片，未查见癌细胞，查见轻度异质细胞。查壶腹组织，送检针尖大组织两粒，意见为：出血及平滑肌组织，其间有少量破碎的胆管上皮。胸部正位片：左侧肋膈处胸膜增厚。超声图像印象：胰头癌？查肝功能：ALT 235U/L，AST 239U/L，GGT 787U/L，ALP 307U/L，总胆红素、直接胆红素、间接胆红素、总胆汁酸升高。

因无完整中医四诊资料，只能根据家属信中所述，反复查看各种检查结果，冒昧执方。考虑为积证之肝胆湿热内蕴、瘀阻郁滞证。治以清肝利胆、益气活血祛瘀、解毒行滞，以求"通则不痛"。拟方寄去：黄芪20g，白术10g，金钱草30g，鸡内金10g，川楝子10g，郁金15g，王不留行10g，浙贝母10g（打），丹参15g，三七6g（打），香附10g，素馨花10g，重楼10g，白花蛇舌草20g，甘草6g。水煎服，日1剂。

给方后建议患者详细观察病情变化，如果病情改善则坚持服药；若无效果，随时电话反馈；若病情恶化，还是接受手术查因。患者服药后症状日渐好转，疼痛日渐减轻。坚持服药2个月余，诸症消失，转危为安。在当地省级医院全面检查，一切正常，病告痊愈。

按：积聚是腹内结块，或胀或痛的病证。积聚之名首见于《灵枢·五变》，其曰："人之善肠中积聚者……皮肤薄而不泽，肉不坚而淖泽。如此则肠胃恶，恶则邪气留止，积聚乃作。"积属有形，结块固定不移，病在血分，是为脏病；聚属无形，包块聚散无常，病在气分，是为腑病。《难经·五十五难》云："积者，阴气也，其始发有常处，其痛不离其部，上下有所终始，左右有所穷处。聚者，阳气也，其始发无根本，上下无所留止，其痛无常处，谓之聚。故以是别知积聚也。"《金匮要略·五脏风

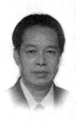

寒积聚病脉证并治》曰："积者，脏病也，终不移；聚者，腑病也，发作有时。"聚证的发生，或因情志不畅，肝气不舒，气滞血瘀；或因饮食所伤、食滞、虫积、痰浊等，导致肠道气机不利。积证的发生，或因饥饱失宜，或感受寒湿，损伤脾胃，脾运失健，痰浊内生，搏结气血，气血瘀滞；或病后痰湿留恋，痹阻脉络，气血阻滞；或感染血吸虫，肝脾不和，气血凝滞；或久病之后，脾气虚弱，气血运行涩滞。治当扶正祛邪、攻补兼施。聚证病在气分，又当重在调气，以疏肝理气为主；积证病在血分，重在活血，以活血化瘀、软坚散结为主；积聚病久，正气虚弱，又当扶正为主、兼祛邪实。

　　本案患者经多方面检查无法明确诊断，西医无法对症用药，可谓病之疑难。鉴于患者家属信赖中医，余不能因病疑难而推脱。微观不清、宏观可察，正是中医辨证论治的特色。鉴于患者久病体虚，故投药以益气扶正为基础，配大量清热、解毒、活血、行滞之品治疗，结果病危转愈。实践证实，辨证确切、用药得当确为中医之妙。

崩　漏

　　【案例】黄某，女，49岁，干部，1979年2月20日初诊。

　　患者于1979年1月16日月经来潮迄今35天未止，量少，色淡，有少量瘀块，少腹胀痛。血红蛋白60g/L，血小板计数150×10^9/L。妇科拟诊为"子宫肌瘤"。使用雌激素、丙酸睾酮以及服加味归脾汤、八珍汤、妇科十味丸等治疗1个多月，未显效果。患者求治于余。诊见：形体较胖，面白欠华，唇舌淡红，苔薄，脉细弱。辨为脾虚夹瘀之崩漏。处方：当归12g，荆芥炭12g，牡蛎50g（先煎），山茱萸24g，三七6g，白芍12g。服药3剂，经量渐少，腹痛大减。原方得法，再投4剂，崩漏已止，唯觉头晕、乏力、精神欠佳。俾服八珍汤数剂，调补气血，以善其后。

按：崩漏最早见于《素问·阴阳别论》，其有"阴虚阳搏谓之崩"的记载。《古今医统大全》曰："妇人崩漏最为大病。"说明在古代，崩漏就是妇科中被重视的疾病。本病多由肾虚、脾虚、血热、痰浊、血瘀、外伤等导致冲任损伤、固摄无权，不能制约经血所致。治疗应根据病情的缓急轻重，采用"急则治其标，缓则治其本"的原则。《丹溪心法附余》云："治崩次第，初用止血，以塞其流，中用清热凉血，以澄其源，末用补血，以还其旧。若止塞其流而不澄其源，则滔天之势不能遏；若止澄其源而不复其旧，则孤阳之浮无以止，不可不审也。""塞流、澄源、复旧"之治崩三法为临床治疗崩漏之常法。临床应用，亦应重视辨证施治，灵活运用。

本案患者形胖脾虚之体，七七天癸竭之时，月经绵绵而下、经久不愈，脉细弱已甚。前医屡投大补气血之剂毫无起色，实为虚不受补者。故取牡蛎、山茱萸等收涩之药以固之；当归、白芍补血以养之；荆芥炭色黑，为止血之良药；佐以三七祛瘀生新，使血止瘀去，腹痛自愈。血止之后，俾服八珍之类，乃为治崩漏之妙也。

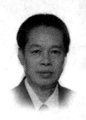

闭　经

【案例】曾某，女，26岁，干部，1980年5月10日初诊。

患者自诉闭经将近2年，屡治未愈。查前医所用处方，初投大量桃仁、红花、三棱、莪术攻伐罔效，继作气血两虚论治，频服圣愈汤加减亦无效。诊见情志抑郁，性急烦躁，头晕不舒，胁腹胀痛，纳呆，二便正常，面色红润，舌质正常，苔薄黄，脉弦实略迟。诊为闭经之气郁血滞型。治以补气行气、疏肝化瘀。处方：当归身12g，川芎4.5g，柴胡6g，香附9g，青皮4.5g，枳壳6g，郁金12g，党参15g，黄芪15g，云茯苓12g。3剂，水煎服。

1980年5月14日二诊：服上药后，觉胁腹胀过于痛，窜走不定，余症仍存。宗血府逐瘀汤化裁，上方去党参、黄芪，加益母草9g、土红花6g、桃仁9g。连服3剂。

1980年5月17日三诊：诉腰腹胀坠，诊其脉略弦而迟实，此为月经将行之兆。继以二诊方加牛膝12g、泽兰4.5g，再进3剂。

1980年5月20日四诊：3剂药尚未服完，月经已来潮，色暗块少，量一般，胁腹胀减，脉象迟滑，舌净。予生化汤加减2剂，月经干净，诸恙悉除。随访6个月，经期正常。

按：女子年龄大于16周岁而月经尚未初潮，或月经周期已建立而又中断6个月以上者，称闭经。前者称原发性闭

247

经，后者称继发性闭经。西医学认为，各种因素影响下丘脑—垂体—卵巢轴的神经内分泌调节，或影响子宫内膜对性激素的周期性反应可导致闭经。"闭经"一词首见于《内经》，古称"女子不月""月事不来""经水断绝""月水不通"等。《素问·阴阳别论》云："二阳之病发心脾，有不得隐曲，女子不月。"中医按"辨证求因"原则分虚实两种：虚者血虚精少，血海空虚，无血可下；实者冲任阻滞，脉道不通，经血不得下行。虚者以调补肝肾、补益气血为主；实者以活血祛瘀、调理冲任为主。

本例患者个性急躁、时易忧郁，可见其闭经乃七情所生、气郁血滞所致。前医初投大量攻伐之剂，继用大补气血之品；由于药不中病，不但闭经不通，反而诸症蜂起。既然证属气郁血滞，治当取补气之中寓以行气、化瘀之中寓以疏肝解郁之法。方用柴胡、香附、青皮、郁金、枳壳行气疏肝解郁为主药；党参、黄芪、云茯苓补气运行为佐药；配入当归、川芎活血调经化瘀止痛。服3剂后胁腹胀痛窜走不定，说明郁气已行。恐参、芪腻滞，故易益母草、土红花等活血通经之品。服后腰腹胀坠，此为月经将行先兆，为加强通经活血之力，适当加入牛膝、泽兰。经行以后仿生化汤之意投药，使生中有化、化中有生，化瘀生新，以固疗效。

经前吐衄

【案例】林某，女，22岁，罗城县人，1979年12月3日

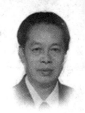

初诊。

患者15岁月经初潮，此后6年月月如期而至。近1年来每逢经期之时，吐血、衄血持续1周，量多，色鲜，伴有少腹疼痛，纳差。曾做钡餐、胸透以及五官科检查未发现异常。服西药罔效，西医邀余诊治。诊时症如上述，舌质偏红，苔黄，脉数。血得热则妄行，故吐衄一证，不外乎热，以凉血养肝为治。处方：侧柏叶9g，艾叶9g，生地黄30g，荷叶9g，阿胶9g（另烊），白芍12g，牛膝15g，甘草6g。水煎服，日1剂。

1980年4月4日二诊：服上药5剂，月经如期而至，吐衄得止。过了2个月，又经闭不通。改投活血通瘀下行之品。处方：当归尾9g，丹参15g，赤芍9g，刘寄奴9g，鸡血藤30g，泽兰9g，牛膝12g，炙甘草6g。连服6剂，经闭持续。

1980年4月18日三诊：少腹胀痛，夜间烦躁不寐，精神抑郁，食欲减退，舌边红赤，脉数略弦。问及其母，患者有无思想顾虑。其母说子女急求安排工作，尚未达成。根据病史及其母诉说之情况，辨为肝气郁结致心火上升、心神不宁。以疏肝理气解郁、清心火治之。选用丹栀逍遥散加通草3g、牛膝15g。3剂，水煎服，日1剂。

1980年4月22日四诊：服完3剂，月事来潮，色暗红，少腹痛除。

往后数月经汛如期而至，精神转佳，诸症消失，病告痊愈。2年后随访，病无再发。

按：经行吐衄，是指行经期间或在月经来潮前后一二

249

天出现的周期性口鼻出血症状，好像月经倒行逆上，故又称为"倒经""逆经"，多伴有月经量减少，甚或经闭不行。《医宗金鉴·调经门》有云："经期吐血或衄血，上溢妄行曰逆经。"既往月经正常，偶在行经前后发生一二次吐血或衄血，不作"经行吐衄"而论。本病多为血热气逆所致。经前及经期气血汇聚冲脉，血海盛实，冲气较盛。若平素肺肾阴虚、虚火上炎，或情志所伤、肝经郁火，火热随冲气上逆，迫血妄行，则致经行吐衄。治当滋补肺肾、引血下行，或疏肝清热、引血下行。

此例首用四生丸加味，药力效雄，暂可止血。盖方中生地黄等凉血之品药量过大，导致血止瘀血停滞而闭经之弊。《傅青主女科》有云："妇人有经未行之前一二日，忽然腹疼而吐血，人以为火热之极也，谁知是肝气之逆乎。夫肝之性最急，宜顺不宜逆，顺则气安，逆则气动。血随气为行止，气安则血安，气动则血动。"从傅青主之理论，本应从肝论治，因肝郁不解，故血止之后抑郁烦躁等症蜂起。三诊虽见一派热象，不再用寒凉之剂，改用丹栀逍遥散加味调和肝脾，气机条达，始收全功。

乙脑后遗症

【案例1】韦某，女，3岁，1972年7月4日初诊。

患儿于儿科诊为"乙脑后遗症"，邀余诊治。症见：失语，不能步履，右手不能抬举活动，手指紧握不能伸展，不能进粥饭，只能吞咽水乳流质，舌质红，苔少津，

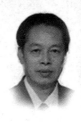

脉细数。拟以养阴清润、活血通络法。处方：牛耳枫30g，玄参9g，麦冬9g，木蝴蝶3g，石菖蒲3g，郁金9g，桑枝9g。连服5剂后，患儿扶其母之手能迈步，学发单音。用药半个月，自己能拿碗筷吃饭，纳量如常，步行稳定，说话清楚，病告痊愈。

【案例2】覃某，女，2岁半，1972年8月26日初诊。

其母代诉：患儿患"乙脑"，在小儿科住院10余日，好转出院。回家后从床上跌下，四肢乱动增加，能吞咽，不会说话，不能站坐，颈不能转动。诊见：低热（体温37.6℃），四肢颤动异常，不能言语，垂头闭目，舌质红，苔少，关纹紫红。诊为阴虚血瘀证。处方：牛耳枫30g，玄参9g，麦冬9g，木蝴蝶2g，地骨皮9g，银柴胡6g。服药4剂，四肢乱动减少，眼睛能睁开，头能抬举，不能坐行，不会说话。又2剂，手能握物，可以扶坐。再投14剂，能发单音叫"妈"，余症日渐恢复。带药回家继续治疗，共服药55剂。11月中旬其母带患儿于小儿科复查，一切均已恢复正常。最后又来中医科诊视，患儿步行平稳自如，无肌无力及消瘦，四肢肌肉结实，说话流利。

按：流行性乙型脑炎（简称"乙脑"）是由乙脑病毒引起的急性中枢神经系统感染性疾病。以高热、意识障碍、抽搐、呼吸衰竭及脑膜刺激症状为特征。其具有传染性，传播途径是经蚊虫传播，故夏季多发。本病死亡率和后遗症发生率都很高。少数重症患者在发病半年以后，仍留有意识障碍、失语、瘫痪、锥体外系症状、痴呆等神经精神症状，称为"乙脑后遗症"。其发生率为7%～20%。

本病属中医"暑温""暑风""暑厥""暑痉"范畴。中医学认为，本病是外感暑热疫毒所致，尤以小儿为多。因正气素亏，或因劳倦太过而耗伤津气，暑热疫毒之邪乘虚而入，发为本病。本病一般按照卫气营血传变规律发展。乙脑后期邪热渐去、阴血耗损，可见低热、心悸、烦躁，甚则虚风内动、手足蠕动；如脉络瘀阻不畅，则见神情呆痴、反应迟钝或者失语、手足拘挛，重则强直抽搐。病情重者，久而痰瘀阻滞脉络，气血亏耗，筋脉失养而成瘫痪。乙脑后期治疗上应以滋阴清热、活血祛瘀、开窍为主，故自拟"复原方"。方中以牛耳枫为主药，其味苦，其性凉涩，活血祛瘀之力胜于清热解毒；合用玄参、麦冬以滋阴，阴复则血自生；少佐木蝴蝶利咽喉，助其清咽润喉而发音；少许石菖蒲开窍。全方合用，具有活血祛瘀、滋阴利咽开窍之功。加减法：以失语为主者加远志1.5g、桔梗3g、郁金9g；以瘫痪为主者可加桑枝9~12g、威灵仙6g、鸡血藤15g；兼见强直、抽搐者加葛根6g、全蝎1g、蝉蜕1.5g；兼见低热不退者加地骨皮6~9g、银柴胡3~6g。临床治疗6例，均获满意效果。

汗　证

【案例1】许某，女，75岁，住南宁市杭州路，2008年2月25日初诊。

患者诉恶寒，怕风，动则出汗多（一日湿透数条毛巾），偶有心悸，睡眠不宁，不欲饮食，大便溏烂，无腹

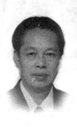

痛，舌质暗红、边有齿印，舌中部苔稍黄厚，脉细、偶见结象。处方：党参20g，麦冬15g，五味子9g，黄芪15g，防风9g，白术10g，葛根30g，煅牡蛎30g（先煎），首乌藤25g，神曲9g，炙甘草6g。5剂。

2008年3月3日复诊：服上药后，汗出已明显控制，现觉软困乏力，不欲饮食，舌质暗红，苔厚已退薄，脉细缓。以参苓白术散加减治疗：党参20g，白术10g，云茯苓25g，扁豆25g，陈皮6g，山药30g，砂仁6g（打、后下），麦芽30g，薏苡仁25g，大枣10g，山楂9g，鸡内金10g，甘草6g。进药5剂，汗止。

按：患者就诊于2月，时值农历正月十九，天气寒冷，常人肌腠固密能抗御外寒，而患者却汗出甚多。考虑为肺脾不足之证。肺主皮毛，肺气不足、皮毛不固则恶寒、汗出、恶风，气虚不摄汗故而动则出汗。"肺主一身之气，为百脉所朝宗，肺气旺则脏腑之气皆旺"，治以生脉散补肺保肺，以求本图治；玉屏风散托里固表，外祛风邪；佐以煅牡蛎敛阴潜阳，固涩止汗；葛根升发阳气；神曲健脾；首乌藤、炙甘草助眠止悸。药用5剂，即得汗收效验。复诊脾肺气虚证明显，续以参苓白术散健脾固本，亦有培土生金之意，嘱再服月余，以竟全功。

【案例2】邓某，女，72岁，南宁市人，2008年7月21日初诊。

患者诉汗出色黄沾衣1年，伴双膝关节疼痛，夜尿清利、时有失禁，尿急，无尿痛，舌质暗红，苔黄稍厚，脉沉略弦。辨证为气虚湿热瘀阻证。治疗以开提中气、祛湿化瘀为法。以补中益气汤加减。处方：黄芪20g，白术10g，陈皮6g，升麻9g，柴胡9g，党参15g，甘草6g，苍术10g，黄柏10g，桑枝30g，川木瓜15g。药用7剂。

2008年7月28日复诊：患者诉上症如故。服药无效，脉舌无明显变化，考虑为阴阳失调，改投当归六黄汤加减：生地黄20g，熟地黄20g，黄连6g，黄芩6g，黄柏9g，栀子6g，山茱萸25g，萆薢20g，川木瓜20g，黄芪15g，甘草6g。服药7剂。

2008年8月4日三诊：患者诉膝关节疼痛减轻，仍然出黄汗，舌质暗红，苔黄略厚，脉略弦。守上方去山茱萸、萆薢，加煅牡蛎50g（先煎），黄芪增至25g。药用7剂。

2008年8月27日四诊：患者诉服上药后汗出色黄之症已除，时有汗出，但着白衫未再染黄，仅有关节疼痛，夜尿稍多。予独活寄生汤加减治疗。

按：黄汗病之黄汗为全身性，尤以上半身为甚。《金匮要略·水气病脉证并治》中说黄汗病属于水气病一类，原文有云："黄汗之为病，身体肿，发热汗出而渴，状如风水，汗沾衣，色正黄如药汁，脉自沉。"其成因为"汗出入水中浴，水从汗孔入，得之"。实际上只要水湿、汗液遏郁于肌肤，为热所蒸皆可成黄汗。本案患者汗黄沾衣，舌苔略黄厚，湿热之证确有，并且年事已高，兼见夜尿清利、时有失禁，舌质暗红，为气虚瘀阻之证。病机合参，治以开提中气、祛湿化瘀法，未见效果。二诊考虑，汗证为人体阴阳失调、营卫不和、腠理不固引起的汗液外泄病证。"若阴阳平和之人，卫气昼则行阳而寤，夜则行

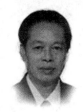

阴而寐，阴阳既济，病安从来？"因而治疗汗证的关键在于调整阴阳。综观患者症状辨其寒热虚实，此为汗证属热者，虚热、湿热皆有，兼有气虚，治以补气养阴、清热利湿、固表止汗法。首选《兰室秘藏》中具有滋阴清热、补气益血、固表止汗作用的当归六黄汤加减运用。以生、熟二地滋养阴血；黄芩、黄连、黄柏配栀子清热泻火以坚阴；萆薢、川木瓜祛湿热；配合黄芪益气固表，以使营阴内守、卫外固密；重用山茱萸增强收敛止汗之效。三诊患者诉膝关节疼痛减轻，仍然出黄汗，湿热稍退。汗出未解，加强固涩止汗力量，去山茱萸、萆薢，加煅牡蛎50g，黄芪用量增加至25g，最终取得疗效。

化疗后白细胞减少症

【案例1】吴某，女，62岁，于2004年2月20日初诊。

患者因患乳腺癌术后化疗，白细胞下降至3×10^9/L。自觉软困乏力，精神差，易感冒。曾服维生素B_4、鲨肝醇等升白细胞药物，白细胞偶有上升到3.6×10^9/L，反复半年，白细胞又降为3×10^9/L。于2004年2月20日求诊，诊见：面色稍白，舌质红，苔薄黄，脉象沉细。辨为肾虚、血虚证。处方：鸡血藤50g，淫羊藿10g，何首乌12g，枸杞子20g，熟地黄15g，白芍15g，补骨脂10g，肉苁蓉10g，大枣20 g。水煎服，日1剂。连服半个月，查血常规各项均正常，其中白细胞为6.6×10^9/L。为巩固治疗效果，守方继服10余天，白细胞数仍保持正常。半年后随访，白细胞数值平稳，此症告愈。

按：本例患者症见软困乏力、精神差、面色白、舌红苔薄黄、脉沉细，故而辨为肾虚、血虚证。肾为先天之本，肾阳为一身阳气之本，"五脏之阳气，非此不能发"；肾阳虚不能温煦五脏六腑、四肢百骸，则见软困乏力，精神差。"血主濡之"，血虚不能濡养全身脏腑组织器官，反映于外则为面色白。脉象沉细亦为肾虚、血虚之象。故治以补肾养血。方中淫羊藿、补骨脂、肉苁蓉补肾阳、益精血；何首乌、枸杞子、熟地黄、白芍滋补肝肾之阴血；鸡血藤养血活血；大枣健脾养血，使脾气旺而气血生化有源。辨证正确，遣方得体，诸症悉除。

【**案例2**】胡某，女，42岁，本院职工，1990年2月25日初诊。

患者因"左下腹隐痛伴消瘦1个月"住院诊治。查：左下腹扪及鸡蛋大包块，质中等，触痛。腹部B超示腹部肿瘤（性质待排）。即请外科会诊并行手术，病理检查确诊为结肠癌。术后化疗数次，每次化疗均出现白细胞下降，数值一般在$2.4×10^9/L\sim3×10^9/L$之间。已服升白细胞西药，白细胞仍不达正常值，要求服中药配合治疗。诊见：自觉困倦乏力，体力下降，食欲一般，面色欠光泽。辨为气血两虚夹肾虚。予以补气血兼补肾治疗。处方：黄芪20g，党参20g，鸡血藤30g，何首乌10g，枸杞子15g，白芍15g，补骨脂10g，淫羊藿10g，巴戟天10g，大枣15g。以此方为基本方，共服10剂，白细胞升至正常值或接近正常。继续化疗后白细胞又下降，如此反复多次，坚持服用中药配合化疗，直至疗程结束。患者出院后，继用上方加川续断15g、牛膝15g、麦芽30g、鸡内金10g。坚持服药半年，患者血象正常，体质恢复，精神转佳，重返岗位工作。

按：本例患者以自觉困倦乏力、面色欠光泽、体力下降、食欲一般为主要症状，故辨为气血两虚夹肾虚证。中医学认为化疗是热毒之邪侵犯人体，热毒之邪易伤阴耗气，故而气虚血少。气虚则困倦乏力、体力下降、食欲欠佳，血虚则面色欠光泽。《素问·上古天真论》云："肾者主水，受五脏六腑之精而藏之，故五脏盛，乃能泻。"机体气血亏虚，久而久之不能充养肾脏，故亦导致肾虚。肾为先天之本，肾之阴阳为"五脏阴阳之本"，与他脏阴阳存在着相互为用的关系。肾虚反过来又能导致机体其他脏腑功能减弱、气血生化不足。故而证属气血两虚兼夹肾虚。方中黄芪、党参益气；鸡血藤补血活血；补骨脂、淫羊藿、巴戟天温肾阳；何首乌、枸杞子、白芍滋肾阴；大枣健脾养血，使脾气旺而气血生化有源。随证加用川续断、牛膝补肝肾，麦芽、鸡内金和胃健脾。坚持用药半年，疗效满意。

257

年　谱

1940年11月　出生于广西玉林市玉东区陂石村。

1946年11月～1950年　在家乡村办小学读书。

1951年～1953年7月　在家牧牛兼做农活。

1953年9月～1955年7月　考进北流县第一高级小学读书。

1955年8月～1958年7月　考进北流县第一中学读书，任班长、学生会副主席。

1955年11月　加入中国共产主义青年团。

1958年9月～1961年7月　考进北流县高中读书，任班团干部。

1961年9月～1965年8月　进入广西中医学院读书，学习中医专业，任学生会干部。

1965年5月11日　加入中国共产党（预备党员）。

1966年5月11日　转为正式共产党员。

1965年8月～1966年8月　在广西宜山县（现宜州市）参加"四清"工作队，任队员兼负责团委工作。

1966年8月　在广西河池地区第一人民医院从事医疗工作，任住院医师。

1973年　被河池地区第一人民医院评为先进工作者，还获评为"河池地区卫生先进个人"。

1974年　在河池地区第一人民医院创办单独中医管理的中医病区，任科主任；并被医院评为先进工作者。

1975年1月　晋升为主治医师。

1975年　被河池地区第一人民医院评为先进工作者。

1977年　出席广西壮族自治区"活学活用毛主席著作

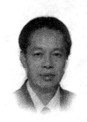

先进分子代表大会"，同年被河池地区第一人民医院评为先进工作者。

1978年　被河池地区第一人民医院评为先进工作者。

1979年9月～1980年1月　参加广西中医学院举办的日语班。

1981年3～7月　参加广西中医学院举办的中医经典著作主治医师提高班，任班学习委员。

1983年5～6月　参加河池地区专署组织的参观团，赴江苏省参观考察学习。

1983年7月　调河池地区中医院，任业务院长、党总支副书记。

1984年10～12月　在北京中医学院（现北京中医药大学）参加卫生部举办的"全国中医医院院长学习班"学习管理及专业技术。1984年11月兼任河池市政协委员。

1985年7月　晋升为副主任医师。任《肝炎论治学》编委。

1986年5～6月　参加国家中医药管理局在重庆中医研究所举办的中医急症学习班。

1986年　被评为"河池地区科协先进分子"。

1986年　参加国家"八五"肝病系列药攻关项目，任协作组长，为全国选定的整理总结科研资料的三人之一。

1987年6月　参加抗洪救灾，被评地区卫生局先进个人。

1987年11月　调入广西中医学院第二附属医院（现瑞康医院），任科室主任；并任广西中医学院中医内科教研室副主任。

1987年 获"河池地区科学技术进步三等奖"（地厅级）。

1989年 带澳大利亚留学生Gamcl学习中医（学院外事办任务）。

1990年 获广西中医学院第二附属医院"门诊处方质量优胜一等奖"，并被医院评为先进工作者。

1991年5～6月 参加南京中医学院（现南京中医药大学）内科急症学习班。

1991年6月 参加中医药国际学术会议（沈阳）。

1991年11月 受聘为中华全国中医内科学会肺系病委员会委员。

1991年 带杨兆甲先生（台湾地区）学习中医。

1991年 被广西中医学院第二附属医院评为先进工作者，并被广西中医学院党委评为优秀党员。

1992年2月 入选《中国当代名医辞典》一书。

1992年4月 参加《新编医古文注释》编写等工作。

1992年8月 承担国家自然科学基金资助项目（为课题第二负责人）。

1992年10月 参加中国国际学术会议（贵阳）。

1992年11月 晋升为主任医师。

1992年10月～1998年6月 任广西中医学院第二附属医院院长、党委副书记。

1992年 被广西中医学院党委评为优秀共产党员。

1993年4月 入选《中国医药荟萃丛书——疑难杂症求

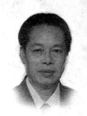

医指南》一书。

1993年12月　受聘为《中华医道——内科分册》编委会委员。

1993年　获"广西中医学院教学成果三等奖"，并被广西中医学院党委评为优秀共产党员。

1993～1999年　任广西壮族自治区中医中药系列高级专业技术职务评审委员会委员。

1994年4月　参加国家中医药管理局举办的全国中西医结合分级标准管理学习班。

1994年6月　受聘为《广西医学论文选编》编委。

1994年10月　创办广西中西医结合医院。

1994～1995年　被广西中医学院党委评为优秀共产党员。

1995年1月　赴泰国孔敬大学进行友好访问及学术交流。

1995年10月　赴越南考察医药卫生。

1995年　被评为广西中医学院先进工作者。

1995～1996年　被评为广西中医学院"关心支持共青团工作先进个人"。

1996年9月　当选为"中国名医学术研究会"理事。

1996年10月　兼任中国中西医结合学会管理专业委员会委员。

1997年1月　任《广西中医药》编委会副主任委员。

1997年4月　被选为中华中医药学会内科分会委员。

1997年6月　创办广西中西医结合三级甲等医院成功。

1997年8月　赴美国考察及参加国际疼痛学术交流会。

1997年　被广西中医学院评为先进工作者。

1997年　在社会治安综合治理工作中被南宁市兴宁区政府评为先进个人。

1998年4月　被选为中华中医药学会内科分会肝胆专业委员会委员。

1999年9月　受聘为广西中医学院硕士研究生导师。

1999年10月　受聘为广西中医学院第二附属医院国医堂坐堂专家。

2000年　被中国中西医结合学会管理专业委员会表彰为"为中西医结合事业做出突出贡献者"。

2000年　受聘为广西壮族自治区人民政府科学技术进步奖评审委员会成员。

2001年5月　受聘为广西中医学院首届传统中医班带徒导师。

2002年11月　担任广西中医药学会第五届理事会学术顾问、广西中医药学会内科分会学术顾问。

2002年11月　受聘为中华中医药学会内科分会肺系病专业委员会常务委员。

2003年3月　被人事部、卫生部、国家中医药管理局确认为第三批全国老中医药专家学术经验继承工作指导老师，带黄彬、庞学丰两名学术经验继承人。

2004年4月　接受CCTV-4"中华医药·中华名医"栏目专题采访报道。

2006年4月　应《国家级名老中医秘验方》一书邀请，

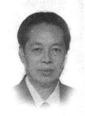

献秘验方五条。

2004年 获"全国医药卫生优秀成果三等奖"。

2004年 受聘为中华中医药学会内科肝胆病专业委员会学术顾问。

2006年 荣获中华中医药学会授予首届"中医药传承特别贡献奖"。

2008年10月 被广西卫生厅授予"广西全国名老专家学术经验继承优秀指导老师"称号。

2008年11月 受聘为广西中医药学会第六届理事会学术顾问。

2008年 获广西中医学院附属瑞康医院医疗工作特别贡献奖。

2012年4月 被广西卫生厅、广西人力资源和社会保障厅授予"桂派中医大师"称号。

2012年9月 被国家中医药管理局评为第三批全国优秀中医临床人才研修项目指导老师，学生有庞学丰、黄彬、陈斯宁、牛豫洁、吴海科、罗健等6位主任医师。